社会活動支援のための
リハビリテーション医学・医療テキスト

●監修
一般社団法人 **日本リハビリテーション医学教育推進機構**
公益社団法人 **日本リハビリテーション医学会**

●総編集

久保　俊一
一般社団法人日本リハビリテーション医学教育推進機構・理事長
公益社団法人日本リハビリテーション医学会・理事長

佐伯　覚
一般社団法人日本リハビリテーション医学教育推進機構・理事
公益社団法人日本リハビリテーション医学会・理事

●編集

三上　靖夫　京都府立医科大学教授・リハビリテーション医学
高岡　徹　横浜市総合リハビリテーションセンター・センター長
中村　健　横浜市立大学教授・運動器病態学

●イラスト作画・編集

徳永　大作　京都府立城陽リハビリテーション病院・院長

医学書院

総編集者略歴

久保　俊一（くぼ　としかず）

1978年京都府立医科大学卒業．1983年米ハーバード大学留学，1993年仏サンテチエンヌ大学留学などを経て，2002年京都府立医科大学整形外科学教室教授に就任．2014年より同大リハビリテーション医学教室教授を，2015年より副学長を兼任．2019年退官．現在，日本リハビリテーション医学教育推進機構理事長，日本リハビリテーション医学会理事長，京都府立医科大学特任教授，和歌山県立医科大学特命教授，京都中央看護保健大学校学校長．

佐伯　覚（さえき　さとる）

1988年産業医科大学医学部卒業，同大学大学院医学研究科修了（医博）．門司労災病院，産業医科大学若松病院・診療教授を経て，2015年産業医科大学医学部リハビリテーション医学講座・教授．日本リハビリテーション医学会専門医・指導医，日本脳卒中学会専門医・指導医，社会医学系専門医・指導医，日本医師会認定産業医．

社会活動支援のためのリハビリテーション医学・医療テキスト

発　行　2021年3月15日　第1版第1刷©

監　修　一般社団法人日本リハビリテーション医学教育推進機構
　　　　公益社団法人日本リハビリテーション医学会

総編集　久保俊一・佐伯　覚

編　集　三上靖夫・高岡　徹・中村　健
　　　　みかみやすお　たかおかとおる　なかむらたけし

発行者　株式会社　医学書院
　　　　代表取締役　金原　俊
　　　　〒113-8719　東京都文京区本郷1-28-23
　　　　電話　03-3817-5600（社内案内）

印刷・製本　真興社

社員団体

執筆者 (50音順)

●

伊藤　英明　産業医科大学・講師

入澤　　寛　獨協医科大学・講師

荻ノ沢泰司　産業医科大学・学内講師

越智　光宏　産業医科大学・講師

加藤　徳明　産業医科大学・講師

河﨑　　敬　京都府立医科大学・講師

菊地　尚久　千葉県千葉リハビリテーションセンター・センター長

久保　俊一　京都府立医科大学・特任教授

倉兼　明香　横浜市総合リハビリテーションセンターリハビリテーション科

齋藤　　薫　川崎市社会福祉事業団れいんぼう川崎・在宅支援室長

佐伯　　覚　産業医科大学・教授

下濵　和義　福岡県障がい者リハビリテーションセンター

杉本　香苗　産業医科大学・助教

高岡　　徹　横浜市総合リハビリテーションセンター・センター長

高橋　　都　NPO法人日本がんサバイバーシップネットワーク・代表理事

高柳　友子　社会福祉法人日本介助犬協会・専務理事

田島　文博　和歌山県立医科大学・教授

橘　　智弘　九州労災病院リハビリテーション科・科長

田中宏太佳　中部ろうさい病院リハビリテーション科・部長

徳永　美月　産業医科大学

徳弘　昭博　吉備高原医療リハビリテーションセンター・院長

豊田　章宏　中国労災病院治療就労両立支援センター・所長

中村　　健　横浜市立大学・主任教授

中村　春基　一般社団法人日本作業療法士協会・会長

永吉美砂子　福岡県障がい者リハビリテーションセンター・センター長

二宮　正樹　産業医科大学・助教

根本　明宜　横浜市立大学附属病院リハビリテーション部・部長

蜂須賀明子　産業医科大学・学内講師

古澤　一成　吉備高原医療リハビリテーションセンター・副院長

松嶋　康之　産業医科大学・准教授

三上　靖夫　京都府立医科大学・教授

美津島　隆　獨協医科大学・主任教授

宮越　浩一　亀田総合病院リハビリテーション科・部長

森山　利幸　産業医科大学

横山　　修　神奈川リハビリテーション病院リハビリテーション科・部長

吉川　真理　横浜市総合リハビリテーションセンターリハビリテーション科

和田　　太　東京女子医科大学・准教授

渡邉　　修　東京慈恵会医科大学附属第三病院リハビリテーション科・教授

渡邊　友恵　中部ろうさい病院リハビリテーション科・副部長

はじめに

Rehabilitation という言葉が医学的に使用され始めたのはおよそ 100 年前のことである．第一次世界大戦によって生じた膨大な数の戦傷者を，いかに社会に復帰させるかが大きな課題となった．この課題に応えるべく，米国では陸軍病院に physical reconstruction and rehabilitation という division が設けられた．これが最初の事例であるとされている．そのとき，rehabilitation は医学的治療と並行して進めるものであるという位置づけであった．そして，第二次世界大戦でさらにその有用性が認められ，1949 年，米国で American board of physical medicine and rehabilitation として独立し，重要な診療科となった．

日本に rehabilitation という概念が導入されたのは 1950 年代で，1963 年に日本リハビリテーション医学会が設立された．日本では physical medicine and rehabilitation がリハビリテーション医学として総括された．国際リハビリテーション医学会の名称は International Society of Physical and Rehabilitation Medicine（ISPRM）であり，physical medicine と rehabilitation medicine がセットになっている．日本ではこの 2 つを合わせて「リハビリテーション医学」としている．Physical medicine にあたる部分は名称として入っていないが，当然それも含めていることを念頭におくべきである．

超高齢社会となった日本において，リハビリテーション医学・医療の範囲は大きく広がっている．小児疾患や切断・骨折・脊髄損傷に加え，脳血管障害，運動器（脊椎・脊髄を含む）疾患，循環器・呼吸器・腎臓・内分泌代謝疾患，神経・筋疾患，リウマチ性疾患，摂食嚥下障害，がん，スポーツ外傷・障害などの疾患や障害が積み重なり，さらに周術期の身体機能障害の予防・回復，フレイル，サルコペニア，ロコモティブシンドロームなども加わり，ほぼ全診療科に関係する疾患，障害，病態を扱う領域になっている．しかも，疾患，障害，病態は複合的に絡み合い，その発症や増悪に加齢が関与している場合も少なくない．リハビリテーション医学・医療の役割は急速に高まっている．

リハビリテーション診療を担うリハビリテーション科は 2002 年，日本専門医機構において 18 基本診療科（現在 19 基本診療科）の 1 つに認定され，臨床における重要な診療科として位置づけられた．その専門医育成が 2018 年度からスタートしている．Physical medicine が含まれているリハビリテーション医学をしっかりとバランスよく教育していくことはきわめて重要な事柄になっており，そのために体系立ったテキストとして『リハビリテーション医学・医療コアテキスト』『急性期のリハビリテーション医学・医療テキスト』『回復期のリハビリテーション医学・医療テキスト』『生活期のリハビリテーション医学・医療テキスト』『総合力がつくリハビリテーション医学・医療テキスト』が発刊されている．本書は，それらに続いて企画されたものである．

日本リハビリテーション医学会では 2017 年度から，リハビリテーション医学について新し

い定義を提唱している．すなわち，疾病・外傷で低下した身体・精神機能を回復させ，障害を克服するという従来の解釈のうえに立って，ヒトの営みの基本である「活動」に着目し，その賦活化を図る過程がリハビリテーション医学であるとしている．「日常での活動」としてあげられる，起き上がる，座る，立つ，歩く，手を使う，見る，聞く，話す，考える，衣服を着る，食事をする，排泄する，寝る，などが有機的に組み合わさって，掃除・洗濯・料理・買い物などの「家庭での活動」，就学・就労・余暇などの「社会での活動」につながっていく．ICFにおける参加は社会での「活動」に相当する．

　リハビリテーション医学という学術的な裏づけのもとエビデンスが蓄えられ根拠のある質の高いリハビリテーション医療が実践される．リハビリテーション医療の中核がリハビリテーション診療であり，診断・治療・支援の3つのポイントがある．ヒトの活動に着目し，急性期・回復期・生活期を通して，病歴，診察，検査，評価などから活動の予後を予測する．これがリハビリテーション診断である．そして，その活動の予後を理学療法，作業療法，言語聴覚療法，義肢装具療法など各種治療法を組み合わせ最良にするのがリハビリテーション治療である．さらにリハビリテーション治療と相まって，環境調整や社会的支援の有効利用などの活動を社会的に支援していくのがリハビリテーション支援である．

　リハビリテーション診療において，「社会での活動」を育むリハビリテーション支援は重要なポイントであり，これらを網羅的に理解できる適切なテキストが必要である．本書は，日本リハビリテーション医学教育推進機構と日本リハビリテーション医学会が企画して，法律を含む「社会での活動」に対する支援の概要をまとめたテキストである．手続きなども含めて，バランスよく実用的に記載することをこころがけた．

　編集および執筆は「社会での活動」への支援に精通した先生方に担当いただいた．本書の作成に献身的に携った先生方に深く感謝する．医師・専門職をはじめとしてリハビリテーション医学・医療に関係する方々にぜひ活用していただきたいテキストである．リハビリテーション医学・医療の発展と普及に役立つことを心から願っている．

2021 年 3 月

一般社団法人　日本リハビリテーション医学教育推進機構　理事長
公益社団法人　日本リハビリテーション医学会　理事長

久保　俊一

一般社団法人　日本リハビリテーション医学教育推進機構　理事
公益社団法人　日本リハビリテーション医学会　理事

佐伯　　覚

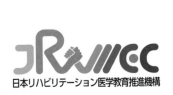

日本リハビリテーション医学教育推進機構

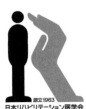

創立1963
日本リハビリテーション医学会

目 次

II．障害と就学・就労支援の進め方　37

凡 例

- 国際生活機能分類（International Classification of Functioning, Disability and Health；ICF）における「参加」は，活動を育むリハビリテーション医学では「社会での活動」にあたるものである．本書では参加に相当するものは「社会での活動」としている．
- 日常生活活動，日常生活動作は ADL と表記している．
- 日常生活関連動作，IADL は手段的 ADL と表記している．
- 「廃用症候群」は「不動による合併症」に置き換えるが，保険診療制度のなかで用いられるものは「廃用症候群」を使用した．
- 就業は業務につくこと，就労は仕事につくこと，仕事を始めることを指している．復職は，職業復帰（広義の復職，転職を含めた職業生活への復帰）と，職場復帰（狭義の復職，同一企業内の配置転換を含む復帰）があり，本来，区分して用いるべきであるが，同義として使われる場合もある．
- 本書では「事業者」との表現（用語）に，「事業主」が意味するところを含んでいる．法律で使われている「事業主」は，代表取締役など，経営・運営上の代表者を指す．
- 就学は小学校に入学することを指し，小学校入学以降，学校に復帰することは復学とするべきであるが，本書では，就学には復学も含むものとした．
- 通学先の記載に関し，通常学級は文部科学省通知文により「通常の学級」としている．
- 脳卒中は脳血管障害で統一した．
- 頭部外傷に関して，頭部外傷によって生じる脳損傷は外傷性脳損傷としている．
- 傷病手当金などの法律用語を除き，傷病という用語は用いていない．
- 障害者が行うスポーツに関して，障害者とスポーツを 1 つの単語とする場合や，固有の団体については，「障がい者スポーツ」と表記した．

I

「社会での活動」を促進するために！

「社会での活動」におけるリハビリテーション医学・医療の役割

① リハビリテーション医学・医療の意義 ―活動を育む医学―

- 日本リハビリテーション医学会では，2017 年からリハビリテーション医学を「**活動を育む医学**」としている．
- 疾病・外傷で低下した身体的・精神的**機能を回復**させ，**障害を克服**するという従来の解釈のうえに立って，ヒトの営みの基本である「活動」に着目し，その賦活化を図る過程をリハビリテーション医学の中心とするという考え方である（図1-1）.
- リハビリテーション医学という学術的な裏づけのもとエビデンスが蓄えられ，根拠のある質の高いリハビリテーション医療が実践される．
- リハビリテーション診療は，リハビリテーション医療の中核である．
- 国際リハビリテーション医学会の名称は International Society of Physical and Rehabilitation Medicine（ISPRM）であり，physical medicine と rehabilitation medicine がセットになっている．日本ではこの 2 つを合わせて「リハビリテーション医学」としている．Physical medicine に当たる部分は名称として入っていないものの，当然それも含まれていることは念頭におくべきである．
- わが国では超高齢社会を迎え，リハビリテーション医学・医療を取り巻く環境が急速に変化している．複数の障害が併存する重複障害を「活動」という視点から治療できる専門分野ということもできる．このような状況のなか，リハビリテーション医学を整理し，学術的に裏づけされたリハビリテーション医療を行っていく必要がある．
- リハビリテーション医学・医療には，急性期，回復期，生活期というフェーズの特徴がある（図1-2）.また，各フェーズにあわせた医療機関や施設がある（図1-3）.
- 多様な疾患・障害・病態（図1-4）に対し「活動」を賦活化するという長期的な視点から，適切にリハビリテーション医療の中核をなすリハビリテーション診療を行っていく．
- リハビリテーション診療には，診断，治療，支援の 3 つのポイントがある．まず，急性期，回復期，生活期のフェーズを問わず，「**日常での活動**」・「**家庭での活動**」・「**社会での活動**」について，病歴・診察，各種の検査・評価を踏まえながら，活動の予後を予測するリハビリテーション診断を行う．そして，それらの活動の予後を最良にするために目標（ゴール）を定め，適切な治療法を組み合わせた**リハビリテーション処方**を作成し，**リハビリテーション治療**を実施していく．さらに，リハビリテーション治療に相まって**環境調整**や**社会資源**の活用などの**リハビリテーション支援**を行い，最高の QOL の実現を目指す（図1-5，表1-1）.
- 患者の「社会での活動」を支えていくのもリハビリテーション診療の重要な役目である．

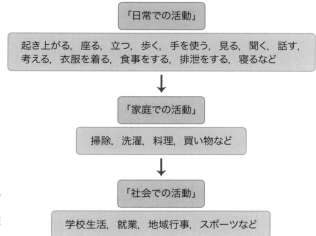

図 1-1　活動を育むリハビリテーション
　　　　医学・医療

〔久保俊一：リハビリテーション医学・医療の
概念. 公益社団法人日本リハビリテーション
医学会（監修）：リハビリテーション医学・医
療コアテキスト. p3, 医学書院, 2018 を改変〕

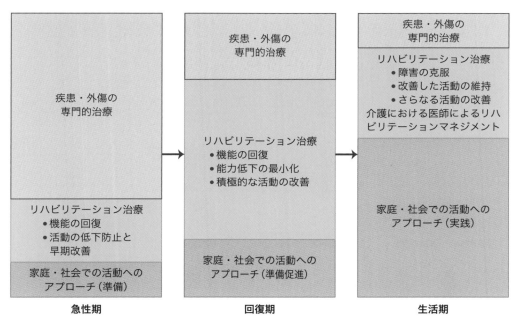

図 1-2　急性期・回復期・生活期のリハビリテーション医学・医療

〔久保俊一：リハビリテーション医学・医療の概念. 公益社団法人日本リハビリテーション医学会（監修）：リハビリ
テーション医学・医療コアテキスト. p5, 医学書院, 2018〕

- リハビリテーション診療開始後も，患者の「活動」の状況が変化することが多い．必要に応じて再評価を行い，治療内容の見直しを行う（図 1-6）．
- リハビリテーション科医は，理学療法士，作業療法士，言語聴覚士，義肢装具士，看護師，管理栄養士，歯科医，薬剤師，公認心理師/臨床心理士，社会福祉士/医療ソーシャルワーカー（medical social worker；MSW），介護支援専門員/ケアマネジャー，介護福祉士などの専門職からなる**リハビリテーション医療チーム**の要である（図 1-7）．専門職の役割を熟知し，チーム内の意思疎通を図るため多職種カンファレンスなどを行いながら，それぞれの医療機関や施設

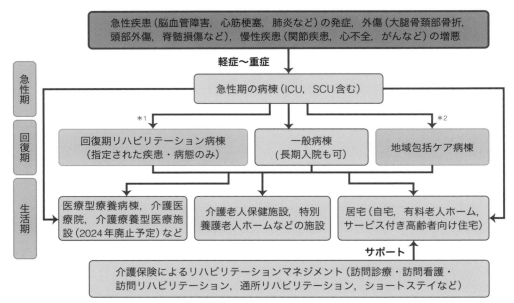

図 1-3　各フェーズにあわせた医療機関や施設

*[1] 脳血管障害や大腿骨近位部骨折などの指定された疾患・病態に対する集中的なリハビリテーション診療が必要な場合

*[2] 急性期を経過し，在宅復帰を目指す診療（リハビリテーション診療を含む）が必要な場合（集中的なリハビリテーション診療も一部可能）

〔久保俊一，他：リハビリテーション医学・医療の概要．一般社団法人日本リハビリテーション医学教育推進機構，他（監修）：回復期のリハビリテーション医学・医療テキスト．p8，医学書院，2020 を改変〕

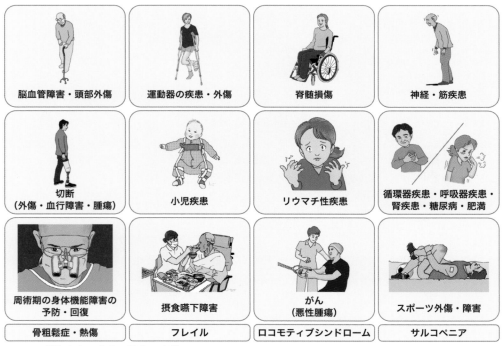

図 1-4　対象となる疾患・障害・病態

〔久保俊一：リハビリテーション医学・医療の概念．公益社団法人日本リハビリテーション医学会（監修）：リハビリテーション医学・医療コアテキスト．p4，医学書院，2018〕

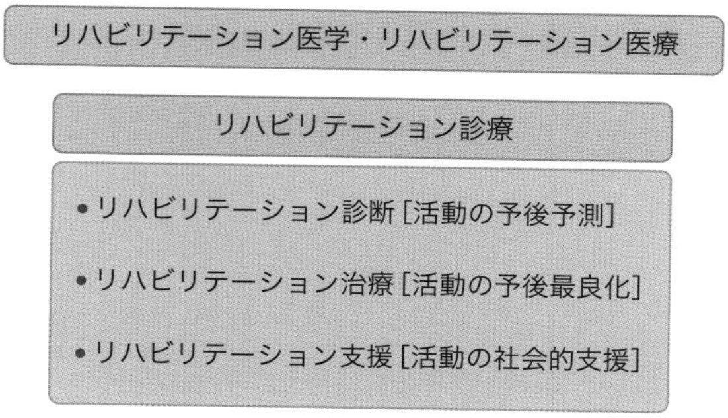

リハビリテーション医学・リハビリテーション医療

リハビリテーション診療

- リハビリテーション診断 [活動の予後予測]
- リハビリテーション治療 [活動の予後最良化]
- リハビリテーション支援 [活動の社会的支援]

図 1-5 リハビリテーション医学，リハビリテーション医療，リハビリテーション診療（診断・治療・支援）

リハビリテーション医学が科学的にリハビリテーション医療を裏づける．リハビリテーション医療の中核であるリハビリテーション診療には診断，治療，支援の 3 つのポイントがある．患者の「社会での活動」を支えていくのもリハビリテーション診療の重要な役目である．

表 1-1 リハビリテーション診療

● リハビリテーション診断	● リハビリテーション治療	● リハビリテーション支援
〔活動の予後を予測する〕	〔活動の予後を最良にする〕	〔活動を社会的に支援する〕
・問診　病歴，家族歴，生活歴，社会歴など ・身体所見の診察 ・ADL・QOL などの評価　FIM（機能的自立度評価法），Barthel 指数，SF-36 など ・高次脳機能検査　改訂長谷川式簡易知能評価スケール（HDS-R），MMSE（mini-mental state examination），FAB（frontal assessment battery）など ・画像検査　超音波，単純 X 線，CT，MRI，シンチグラフィーなど ・血液検査 ・電気生理学的検査　筋電図，神経伝導検査，脳波，体性感覚誘発電位（SEP），心電図など ・生理学的検査　呼吸機能検査，心肺機能検査など ・摂食嚥下機能検査　嚥下内視鏡検査，嚥下造影検査など ・排尿機能検査　残尿測定，ウロダイナミクス検査など ・病理検査　筋・神経生検	・理学療法　運動療法，物理療法 ・作業療法 ・言語聴覚療法 ・摂食機能療法 ・義肢装具療法 ・認知療法・心理療法 ・電気刺激療法 ・磁気刺激療法　rTMS(repetitive transcranial magnetic stimulation) など ・ブロック療法 ・薬物療法（漢方を含む）　疼痛，痙縮，排尿・排便，精神・神経，循環・代謝，異所性骨化など ・生活指導 ・排尿・排便管理 ・栄養管理（リハビリテーション診療での栄養管理） ・手術療法　腱延長術，腱切離術など ・新しい治療　ロボット，BMI(brain machine interface)，再生医療，AI(artificial intelligence) など	・家屋評価・住宅（家屋）改修 ・福祉用具 ・支援施設（介護老人保健施設，特別養護老人ホーム） ・経済的支援 ・就学・復学支援 ・就労・復職支援（職業リハビリテーション） ・自動車運転復帰 ・障がい者スポーツ活動 ・法的支援　介護保険法，障害者総合支援法，身体障害者福祉法など

〔久保俊一，他：リハビリテーション医学・医療の概要．一般社団法人日本リハビリテーション医学教育推進機構，他（監修）：回復期のリハビリテーション医学・医療テキスト．p5，医学書院，2020 を改変〕

などにおいて，バランスのとれた効率のよいリハビリテーション診療を提供する役目をもっている．なかでも，リハビリテーション診療を必要とする患者および家族に face to face でその効用と見通しを説明しながら，患者の意欲を高め，家族の理解を得ることは重要な使命である．

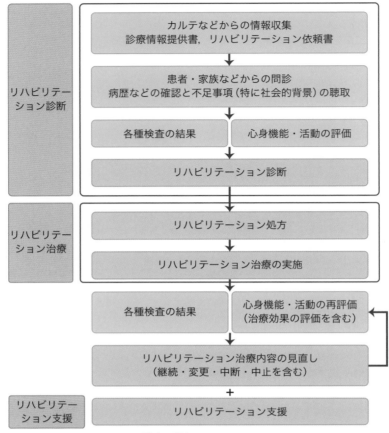

図 1-6 リハビリテーション診療の流れ

〔杉本香苗，他：回復期のリハビリテーション治療―リハビリテーション処方―．一般社団法人日本リハビリテーション医学教育推進機構，他(監修)：回復期のリハビリテーション医学・医療テキスト．p46，医学書院，2020 を改変〕

- リハビリテーション科医は，impairment（機能障害・形態異常），disability（能力低下），handicap（社会的不利）という ICIDH（国際障害分類）の障害構造モデルを踏まえ（図 1-8），重複障害がある場合も含め，幅広い視点で患者のもてる「活動」の能力を最大限に引き出して，より質の高い「家庭での活動」や「社会での活動」につなげていくことも求められる．その際，社会環境の整備にも目配りして患者の「社会での活動」を支えるリハビリテーション支援を行っていく必要があり，地域社会の種々のサービスの計画や実施に関しても積極的に関与していくべきである．

② 活動を育むとは

- たとえば脳梗塞という疾患によって，右上下肢の片麻痺が生じ（機能障害），歩行が困難となり（能力低下），復職が困難となった（社会的不利）と考えると障害をとらえやすい．しかし，このモデルではマイナス表現で構成されるという点で批判がある（図 1-8）．これに対し，「活動を育む」というキーワードはプラス思考でリハビリテーション医学を説明してい

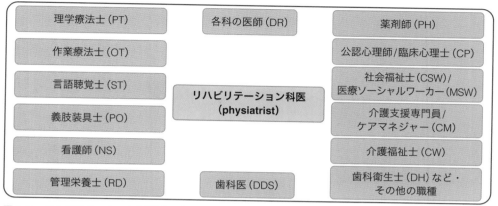

図1-7 リハビリテーション医療チーム

〔久保俊一：リハビリテーション医学・医療の概念. 公益社団法人日本リハビリテーション医学会（監修）：リハビリテーション医学・医療コアテキスト. p13, 医学書院, 2018〕

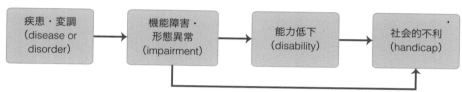

図1-8 ICIDH（国際障害分類）の障害構造モデル

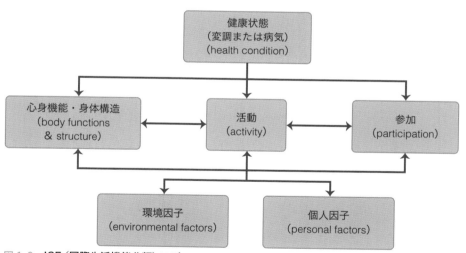

図1-9 ICF（国際生活機能分類）モデル

る. 2001年にWHO総会で採択され, 現在, 国際的に整備が進められている国際生活機能分類（International Classification of Functioning, Disability and Health；ICF）の基本的な考え方とも合致する（図1-9）. ICFの**参加（participation）**は, 図1-1における「**社会での活動**」に相当する.

・「活動を育む」医学・医療とは, ヒトの営みの基本である「活動」に着目し, 「日常」「家庭」「社

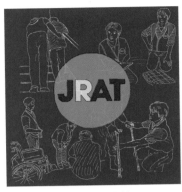

大規模災害支援

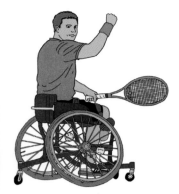

障がい者スポーツ・
パラリンピックへの支援

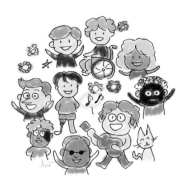

inclusive society（寛容社会）
実現への提言

図 1-10　リハビリテーション医学・医療の社会貢献

会」における「活動」を長期的視野をもって科学的に賦活化していく医学・医療である．
- 「日常での活動」としてあげられるのは，起き上がる，座る，立つ，歩く，手を使う，見る，聞く，話す，考える，衣服を着る，食事をする，排泄をする，寝るなどである．これらの活動を組み合わせて行うことで，掃除，洗濯，料理，買い物などの「家庭での活動」につながる．さらに，それらを発展させると学校生活，就業，地域行事，スポーツなどの「社会での活動」となる（図 1-1）．上述したように ICF の「参加」は「社会での活動」にあたる．
- 時代，地域，社会環境により「活動を育む」主な対象は変化する．少子高齢社会のわが国では，「活動を育む」主眼は高齢者におかれがちだが，成長段階の小児や社会の中心的役割をしている青壮年期も対象である．すべての年齢層に「活動を育む」意義を示しながら，身体機能の回復・維持・向上を図り，生き生きとした社会生活をサポートしていく必要がある．
- 今後，疾病や障害の一次・二次予防においても，リハビリテーション医学・医療には大きな役割が期待される．

③ 社会活動支援とリハビリテーション医学・医療

- 社会活動支援はリハビリテーション医学・医療の重要な事項である．
- 前述したように，リハビリテーション医療の中核であるリハビリテーション診療には，診断，治療，支援の３つのポイントがある．このなかにおいて，リハビリテーション支援は，患者の「社会での活動」を環境調整や社会資源の活用などによって具体的に支えている．他の診療科とは異なる長期的な視野で診療にあたるリハビリテーション科の特長でもある．
- さらに，社会活動支援と関連して，図 1-10 にある社会貢献もリハビリテーション医学・医療は担っている．

（久保俊一・三上靖夫）

2 障害受容のプロセス

- 社会活動支援を行うために，障害受容や障害受容のプロセスを理解することが大切である．
- 障害の克服とは，障害が残存した場合でも，障害を受け入れ，残存機能を活かして「社会での活動」を行う意味を含む．障害を克服するためには障害を受容することが不可欠である．
- 障害の受容とは，自分の障害を客観的に分析した上で，障害とともに生活していくことを受け入れ，前向きに生きていくことであり，障害に対する価値観の転換といえる．
- 障害受容の過程について，Cohn，Fink，上田による理論を表 1-2〜4 に示す．
- いずれも障害受容までは類似の流れを示しているが，決まった過程をたどらない場合もあり，注意が必要である．
- 上田の障害受容の理論において，ショック期は，発病・受傷直後で，集中的な治療を受けている時期である．感情が鈍麻し無関心であり，現実に起こっていることが自分についてではないような感情がある．不安もそれほど強くなく，積極的な対応を要しない．
- 否認期は，急性期を過ぎ，身体的な状況は安定し，障害が簡単には治らないと気づき始める時期である．心理的防衛反応として疾病・障害を否認する．重度の右片麻痺があっても，麻痺手の回復への期待があるため，利き手交換訓練を拒否することなどがある．この時期には，患者に対して無理に現実と向き合わせるのではなく，患者の心情に配慮して支持的・保護的に接しながら，自立能力を高めるための訓練を少しずつ進めるのがよい．
- 混乱期は，現実の障害を否認できなくなった結果，怒りやうらみの感情を家族や医療者など周囲にぶつけるなど，攻撃性が高くなる時期である．一方，自分を責め，悲嘆にくれ，抑うつ的になることもある．混乱期の対応は難しいが，患者との信頼関係を損なわないように傾聴する．
- 解決への努力期は，前向きの建設的な努力が主になり，価値観の転換が少しずつ進行していく時期である．この時期には，ADL の向上や「社会での活動」に対する現実的な将来の希望があることが必要である．治療者は患者の ADL や「社会での活動」を向上させる支援を行う．
- 受容期は，価値観の転換が完成し，障害を自分の個性の一部として受け入れる時期である．
- 障害受容に影響する要因には，個人的な要因と社会的な要因がある（表 1-5）．個人的な要因ばかりではなく，社会的な要因にも着目し，環境や社会的な制約を解決するための支援を行う．
- 社会活動支援を行う場合には，患者が障害をどのように理解し受け入れているか，障害受容のプロセスのどの段階であるかを把握する．
- 治療者の態度が障害の受容を促進したり，逆に妨げたりすることがあるため，患者と接する際には患者の心理の変化にも注意を向ける必要がある．

表1-2　Cohn による障害受容の理論

1. ショック期	現実に起こったこと（発症もしくは受傷）に衝撃を感じている（あまり悲壮感は伴っていない．治療を受ければ元に戻ると考えている）．
2. 期待期	実際に起こっていることを受け入れることができずに（否認して），回復への過剰な希望をもちそれにすがろうとする．
3. 悲哀期	徐々に自らの状況を現実的に捉え始め，自分の価値がなくなったと激しい喪失感を感じる．
4. 防衛期	現実から逃避して自らを守ろうとする一方で，障害を受け入れ始める．耐えがたい不安や苦痛を無意識化して精神的な安定を図ろうとする．
5. 適応期	障害をひとつの個性として受け入れ（自分の価値を再認識する），他者との交流も生まれてくる．

表1-3　Fink による障害受容の理論

1. ショック期	強い不安から混乱状態（心理的に不安定）になり，無気力に陥る（パニック状態となる）．
2. 防衛的退行期	自分自身の現状を否認して（現実逃避），怒りをあらわしたり非難したりする（自身を守ろうとする）．同時に，回復に対する過剰な願望をもつ．
3. 現実認識期	葛藤があるものの，少しずつ自分自身の状況を理解していく（逃げられないことに気づく）．前向きに考えたり，悲観的になったりと揺れ動く．
4. 適応期	現実を認めた上で新しい価値観を見出し（価値観の再構築），現在の自分自身を受け入れる．

表1-4　上田による障害受容の理論

1. ショック期	強い衝撃で，現実に起こったこと（発症もしくは受傷）に向かい合うことができない（感情が鈍麻している）．
2. 否認期	障害を受け入れられず，健常者に嫉妬や羨望を感じたり，あたりちらしたりする（障害を否認して，回復を過剰に期待する）．
3. 混乱期	内向的に無気力になったり，希望を失ったりする（悲観，うつ，喪失感）．もしくは，外向的に他人に責任を押しつけたりする．
4. 解決への努力期	障害を受け入れ始め現実的な対応を始めるが，感情はいまだ揺れ動いている（健常者に劣等感をもったり，障害者に親近感をもったりする）．
5. 受容期	障害を自分の一部として受け入れ，障害をひとつの個性として捉える（障害によっても，自分の価値は損なわれない）．

表1-5　障害受容に影響を与える要因

個人的な要因	障害の種類や程度，病前性格，生育歴，価値観，役割
社会的な要因	家庭・職場・学校の環境，人間関係，経済的問題，社会福祉サービスの状況

文献
- Cohn N：Understanding the process of adjustment to disability. J Rehabil 27：16-18, 1961
- Fink SL：Crisis and motivation：a theoretical model. Arch Phys Med Rehabil 48：592-597, 1967
- 上田 敏：障害の受容—その本質と諸段階について．総合リハ 8：515-521，1980

（松嶋康之）

3 「社会での活動」に関する評価

① 「社会での活動」とその特徴

- 「日常での活動」を組み合わせ発展させることにより，学校生活，就業，地域行事，スポーツなどの「社会での活動」につなげる．
- 国際生活機能分類（International Classification of Functioning, Disability and Health；ICF）の「参加（participation）」は，リハビリテーション医学・医療における「社会での活動」に相当する．
- ICF での「参加」は健康状態（health condition）や心身機能・身体構造（body function and structure），活動（activity）と密接に関連があり，環境因子（家庭や仕事仲間など）・個人因子（個性など）を加味した個別性をもっている．
- 「社会での活動」は心身機能・身体構造や活動と比べて，生活の質（quality of life；QOL）とより重要なかかわりがある．健康関連 QOL は治療により影響を受けやすい．

② 「社会での活動」の評価はなぜ必要か

- 「社会での活動」の評価は，リハビリテーション診療の目標（ゴール）を設定する上で欠かせない．
- もとの「社会での活動」を取り戻すことがゴールの 1 つであるが，到達が難しい場合，新しいゴールを患者とともに探し出すことが重要で，リハビリテーション診療の重要な部分である．
- 以下に述べる評価法は，主に調査や臨床研究に用いられ日常臨床で用いることは稀であるが，それぞれの項目を理解しリハビリテーション診療に活かすことでゴールに向けた治療戦略策定に役立たせることができる．

③ 「社会での活動」に関する評価法にはどのようなものがあるか

- さまざまな「社会での活動」の評価法が海外で開発され，日本語に訳されている．
- 自記式アンケートで選択肢のなかから回答を選択することが多い．比較的長いスパンで評価しており，発症前はどうであったかを同時に評価することもある．
- 代表的な評価法として CIQ（Community Integration Questionnaire）（表 1-6），CHART（Craig Handicap Assessment and Reporting Technique），SF-36（MOS Short-Form 36-Item Health Survey）などがあり，最近は SIS（Stroke Impact Scale）や，EQ-5D（EuroQol 5 dimension）なども用いられている．

表 1-6　**Community Integration Questionnaire（CIQ）**

家庭内活動　CIQ-H

①日常の買い物は誰が行っていますか？
②毎日の食事は誰が準備しますか？
③あなたの家では毎日の食事を誰が行っていますか？
④子どもの面倒を誰がみていますか？
⑤家族や友人と会うことなどを誰が計画していますか？
　　a．自分で　　b．自分か他の誰か　　c．他の誰か

※項目①〜⑤の評価点　a．2 点　b．1 点　c．0 点
（項目④については質問にあてはまらない/家庭に 17 歳以下の子どもがいない場合，項目①〜③および⑤の評価点の平均値を項目④の評価点とする）

CIQ-H 合計点 ＝

社会活動　CIQ-S

⑥誰があなたの家計管理を行っていますか？（貯金や請求書の処理など）
　　a．自分で　　b．自分か他の誰か　　c．他の誰か
⑦月に何回くらい買い物に行きますか？
⑧月に何回くらい映画，スポーツ観戦，外食などの余暇活動に行きますか？
⑨月に何回くらい友人や親せきの訪問に行きますか？
　　a．5 回以上　　b．1〜4 回　　c．行かない
⑩余暇活動を誰と行いますか？
　　a．ほとんど家族と脳外傷のない友人と/家族や友人と　　b．脳外傷のある友人と/ほとんど家族と　　c．1 人で
⑪信頼できる友人がいますか？
　　a．はい　　b．いいえ

※項目⑥〜⑩の評価点　a．2 点　b．1 点　c．0 点
※項目⑪の評価点　　　a．2 点　b．0 点

CIQ-S 合計点 ＝

生産性 CIQ-P

⑫家の外へはどのくらいの頻度ででかけますか？
　　a．ほとんど毎日　　b．ほとんど毎週　　c．ほとんどでかけない
⑬現在のあるいは過去 1 か月の就労状況についてもっとも当てはまる回答を選んでください．
　　・フルタイム就労（1 週 20 時間以上）　　・パートタイム就労（1 週 20 時間以下）
　　・働いていないが，職探しをしている　　・働いていないし，職探しもしていない
　　・質問不適当（定年後など）
⑭現在のあるいは過去 1 か月の就学あるいは職業訓練状況についてもっとも当てはまる回答を選んでください．
　　・フルタイム（1 週 20 時間以上）　　・パートタイム（1 週 20 時間以下）　　・学校や訓練校に通っていない
　　・質問不適当（定年後など）
⑮過去 1 か月の間に何回くらいボランティア活動に参加しましたか？
　　・5 回以上　　・1〜4 回　　・行かない

※項目⑫の評価点　a．2 点　b．1 点　c．0 点
※項目⑬〜⑮の評価点
0 点　ボランティアに参加していない．働いていない．仕事を探していない．学校に通っていない
1 点　ボランティアに月に 1〜4 回参加していて，働いていない．仕事を探していない．学校に通っていない
2 点　ボランティアに月に 5 回以上参加しているか仕事探しをしている
3 点　パートタイムで就労または学校に通っている
4 点　フルタイムで就労または学校に通っている
5 点　フルタイムで働きパートタイムで学校へ通うか，フルタイムで学校へ通いパートタイムで働く
4 点　年齢により引退しているか，職業訓練校に通っている
2 点　年齢により引退しており，ボランティアに月に 1〜4 回参加している
0 点　年齢により引退しており，ボランティアに参加していない

CIQ-P 合計点 ＝

CIQ-T ＝

※に記載した評価点を利用し，CIQ-H，CIQ-S，CIQ-P の合計点をそれぞれ評価し，CIQ-T を計算する．合計は 0〜29 点となり高いほど社会での活動が高い．
（CIQ 日本語版ガイドブック．KM 研究所，2006 より）

表 1-7　社会での活動の評価法の参考文献

評価法	参考文献
FAI	白土瑞穂，他：日本語版 Frenchay Activities Index 自己評価表およびその臨床応用と標準値．総合リハ 27：469-474，1999
CIQ	CIQ 日本語版ガイドブック．KM 研究所，2006
CHART	熊本圭吾，他：CHART 日本語版の作成．総合リハ 30：249-256，2002
SF-36	Fukuhara S, et al：Translation, adaptation, and validation of the SF-36 Health Survey for use in Japan. J Clin Epidemiol 51：1037-1044, 1998
SIS	越智光宏，他：Stroke Impact Scale version 3.0 の日本語版の作成および信頼性と妥当性の検討．産業医科大学雑誌 39：215-221，2017
EQ-5D	西村周三，他：日本語版 EuroQol の開発．医療と社会 8：109-123，1998

- FAI（Frenchay Activities Index）は 1983 年につくられた手段的 ADL（IADL）の評価法の 1 つであるが，評価項目の構成上「社会での活動」の評価に用いられる．
- CIQ（表 1-6）は 1993 年に外傷性脳損傷患者の評価を目的につくられたが，脳血管障害や脊髄損傷などの患者にも対しても適用されている．家庭内活動，社会活動，生産活動の下位項目の合計点を算出する評価法であり，簡便なため広く用いられている．
- CHART は 1992 年に脊髄損傷の患者の評価を目的につくられた．1996 年に改訂されており，脳血管障害などの患者にも適用されている．「身体的自立」「認知的自立」「移動」「作業」「社会的統合」「経済的自立」からなり，比較的身体機能との関連が高い．
- SF-36 は健康関連 QOL を測定する尺度であり，疾患を問わず世界的にも広く用いられている．日本人の国民標準値との比較ができる．8 つの下位尺度から「身体的側面」「精神的側面」「役割/社会的側面」の QOL サマリースコアを算出することができる．現在は SF-36v2® が標準版として用いられている．SF-36 を使用して調査を行う場合，使用登録申請が必要である．
- SIS は 1999 年につくられた脳血管障害に特異的な健康状態の総合的評価法である．現在は version 3.0 が用いられている．9 つの大項目（筋力，手の機能，ADL/IADL，移動，コミュニケーション，感情，記憶と思考，参加，回復）の質問からなる．
- EQ-5D は 1996 年につくられた QOL を評価するための質問票である．医療技術の経済評価において近年利用が進んでいる質調整生存年の算出に用いるための QOL 値を求めることができる．1997 年に EQ-5D-3L という 5 項目（移動の程度・身の回りの管理・普段の活動・痛み/不快感・不安/ふさぎ込み）を 3 段階で評価したものと，visual analog scale をあわせたものが完成し，現在は 5 段階で評価する EQ-5D-5L も考案されている．

❹ 日本語版を使用するときの参考文献

- 各評価法の参考文献を表 1-7 にまとめた．

（越智光宏）

4 障害者施策と関連法規

① 医療・介護・福祉サービス

- リハビリテーション医療は介護・福祉と密接なかかわりがある．多職種によるチームのあり方，医療保険，介護保険，福祉制度，地域包括ケアシステムなどについて理解し，医師や専門職が果たすべき役割を知る必要がある．
- 医療保険・介護保険・福祉制度の活用は，疾患・外傷の発症からの経過によって異なる．急性期は医療保険が中心であり，回復期以降に介護保険の比重が高まる．在宅か施設かによっても異なるが，生活期になれば介護保険のみならず，福祉制度のかかわりが大きくなることもある（図1-11）．
- 障害者の社会活動支援のためには，この「医療・介護・福祉」を効率的かつ効果的に活用することが重要である．制度を最大限に活かす的確な情報を把握し，障害者個々の生活条件を十分に考慮した医療保険によるリハビリテーション診療と介護保険によるリハビリテーションマネジメントを実践する．
- それらが活用される一連のプロセスにおいては，常に「時間」と「経費」の問題を念頭におく必要がある．障害者の生活条件の差異により，サービス申請の条件の適応，手続き，給付審査判定などの事務的な処理過程においてトラブルが生じることがある．その場合，リハビリテーション診療の計画が円滑に進まず，障害者本人の不利益につながる．

② 障害者福祉制度と関係する法体系

- 福祉・介護は，低所得者，障害者，児童，高齢者といった対象者の属性に応じて施策が進められ，その根拠となる法律についても対象者の属性ごとに制定されている．また，これらの法律・制度が国の施策として一貫性・整合性をもった体系となるよう，各制度に共通する基本的事項を定めた一般法ともいうべき法律も制定されている．法体系を，表1-8に示す．
- 福祉とは，市民に最低限の幸福と社会的な援助を提供するという理念である．福祉三法とは，生活保護法，児童福祉法，身体障害者福祉法を指し，福祉六法とは上記福祉三法に知的障害者福祉法，老人福祉法，母子及び父子並びに寡婦福祉法を加えたものをいう．
- わが国の障害者福祉制度では，身体障害，知的障害および精神障害の三障害を対象としている．その根本の法律が「障害者基本法」であり，それに基づいて各障害に対応する法律（「身体障害者福祉法」など）がある．さらに，三障害のサービス利用を定めた「障害者総合支援法」がある（図1-12）．

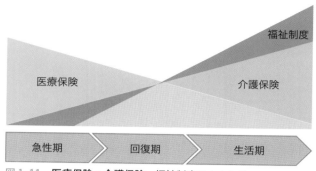

図 1-11　**医療保険・介護保険・福祉制度のかかわり**

表 1-8　**社会福祉に関係する法律**

一般法	
1) 福祉・介護施策に共通する基本的事項や，対象者を横断した施策を定めた法律	社会福祉法
2) 福祉・介護施策の担い手について定めた法律	
①福祉・介護専門職の資格を定めた法律	社会福祉士及び介護福祉士法など
②福祉・介護の行政組織について定めた法律	厚生労働省設置法，地方自治法など
対象者の属性に対応した福祉・介護施策に関する法律	
1) 高齢者福祉・介護保険に関する法律	老人福祉法，介護保険法など
2) 児童家庭福祉・次世代育成支援に関する法律	児童福祉法，母子及び父子並びに寡婦福祉法など
3) 低所得者支援・生活困窮者支援に関する法律	生活保護法など
4) 障害者福祉・社会生活支援に関する法律	障害者基本法，障害者総合支援法，身体障害者福祉法，知的障害者福祉法，障害者差別解消法，障害者雇用促進法など

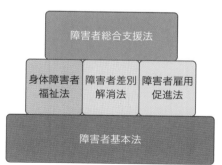

図 1-12　**障害者基本法，障害者総合支援法と関係法規**

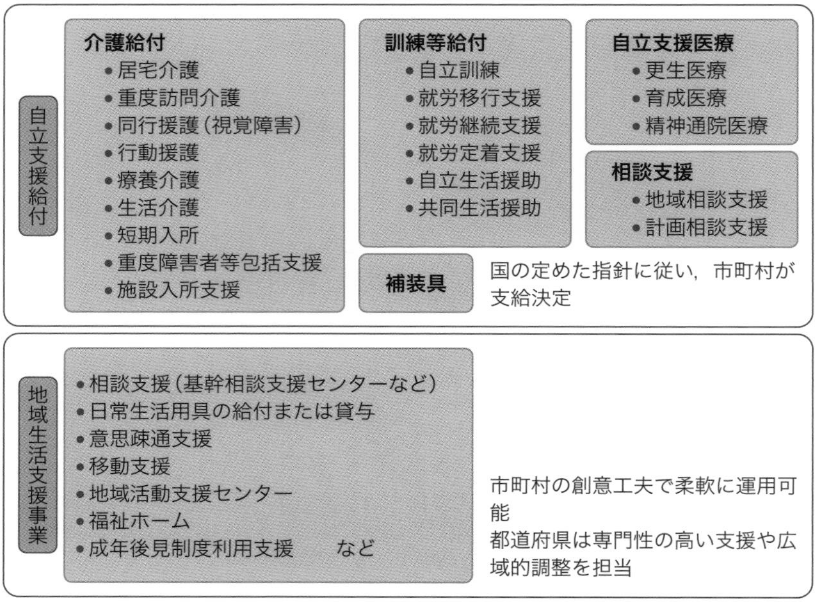

図 1-13　**障害者総合支援法等の概要**

※自立支援医療のうち旧育成医療と，旧精神通院公費の実施主体は都道府県など
（厚生労働省 Web サイトを一部改変）

❸ 障害者基本法

- 本法は，1993 年にそれまであった「心身障害者対策基本法」から名称が改められ，対象とする障害の種別を上記の三障害に拡大して今日に至っている．本法の主旨は「障害者の自立と社会，経済，文化その他あらゆる分野の活動への参加の促進を規定し，障害者の『完全参加と平等』を目指す」ことにあり，障害者関連法規の最も基盤となる法律である．

❹ 障害者総合支援法

- 正式名称は「障害者の日常生活及び社会生活を総合的に支援するための法律」である．制定時の題名は「障害者自立支援法」であり，2012 年の改正で現在の名称に改称された．
- 本法は，障害のある人への支援を定めた法律であり，障害のある人や難病の人の個々のニーズに応じたさまざまな福祉サービスを利用できる仕組みを定めている．
- 本法による総合的な支援は，「自立支援給付」と「地域生活支援事業」で構成されている．自立支援給付には，介護給付，訓練等給付，自立支援医療，補装具，相談支援がある．訓練等給付の自立訓練では時間管理・公共交通機関利用などの社会生活技術訓練を行うことができ，地域生活の基盤づくりが支援される．その他，就労移行支援事業，就労継続支援事業，就労定着支援事業などがある．なお，就労移行支援事業では職業前訓練を行うことができる（図 1-13）．
- 公平なサービス利用を実現するために，障害者各人へのサービスの必要性を明確に判断する「障害支援区分」が設けられ（区分 1〜区分 6，数字が大きいほど重度），医師意見書は，障

害程度区分の判定，認定調査の整合性チェック，障害程度区分変更，サービス利用計画の策定などに用いられる．

⑤ 身体障害者福祉法

- 身体障害者の自立と社会経済活動を促進するため，身体障害に対する援助と保護を行い，福祉の増進を図ることを目的とした法律である．この援助と保護を「更生援護」という．
- 身体障害者の福祉に関する調査審議のために身体障害者社会福祉審議会がおかれ，更生援護の機関として「福祉事務所」や「更生相談所」などが設置されている．身体障害者手帳を交付された障害者に必要に応じた介護や更生相談などを行い，更生訓練費の給付や医療支援を実施する．また，身体障害者更生援護施設を設置する基準などを定めている．身体障害者福祉に対する要望の多様化に対応して身体障害者相談支援事業や手話通訳事業などが追加されている．
- 身体障害者手帳（肢体不自由）については，原則症状が固定した時点（発症から約6か月を目安とする）で，身体障害者福祉法第15条に係る指定医が記載する．例外として，切断やペースメーカ植え込み術後などではより早期に申請できる．障害等級は，機能障害レベルの基準をもとに活動制限の状況を総合的に勘案して決定される．
- 「身体障害者更生相談所」は，障害者の更生援護に関する専門的な相談，判定機関とされている．補装具，自立支援医療（更生医療），身体障害者手帳，言語機能などに関する相談に応じるとともに，補装具適合および自立支援医療の要否の判定業務を行っている．本相談所は各都道府県と政令指定都市に設置されている．
- 障害者手帳をもつ障害者の医療支援として，「自立支援医療」と「重度心身障害者医療」がある．前者には更生医療，育成医療，精神通院医療がある．更生医療は手術などの治療によって確実に障害を軽減させる効果が期待できるものに対して提供される．更生のために必要な自立支援医療費の支給を行うものであり，人工関節置換術などに適用される．後者は，重度障害者に対する医療費助成で，重度障害者医療証が地方自治体より発行され（所得制限あり），通院などの医療費のうち7割が社会保険などで給付され，残り3割の自己負担分が地方自治体より給付される仕組みである．

⑥ 障害者差別解消法

- 正式名称は「障害を理由とする差別の解消の推進に関する法律」であり，国連の「障害者の権利に関する条約」の締結に向けた国内法制度の整備の一環として，障害を理由とする差別の解消を推進することを目的として制定された．
- 本法にもある重要なキーワードである「合理的配慮」とは，障害のある人が障害のない人と平等に人権を享受し行使できるよう，1人ひとりの特徴や場面に応じて発生する障害・困難を取り除くための，個別の調整や変更を指す．具体例として，車いす利用者が公共交通機関を利用できるよう介助する，書字ができない人の代筆をする，点字ブロックを敷設するなどがあげられる．本法や「障害者雇用促進法」において事業者に対して合理的配慮の提供義務が課されている．

❼ 障害者雇用施策（障害者雇用促進法）

- 障害者の雇用に関する重要な法律として，「障害者基本法」と「障害者雇用促進法」がある．これらの法律では，ノーマライゼーションを具現化した社会の実現のため，障害者雇用は企業の社会的責任であることを明示している．事業者に対して障害者雇用を義務づけ，障害者法定雇用率および雇用納付金制度を定めている．

- 「障害者雇用促進法」（正式名称は「障害者の雇用の促進等に関する法律」）は，障害者の雇用と在宅就労の促進のほか，職業紹介や適応訓練について定めている．障害者の雇用に関して，従業員が一定数以上の規模の事業者には，従業員に占める身体障害者・知的障害者・精神障害者の割合を「法定雇用率」以上にする義務を課している（民間企業の法定雇用率は2021 年 3 月から 2.3%）．

- 障害者を雇用するためには，作業施設や作業設備の改善，職場環境の整備，特別の雇用管理などが必要となり，健常者の雇用に比べて一定の経済的負担を伴う．障害者を多く雇用している事業者の経済的負担を軽減し，事業者間の負担の公平を図りつつ，障害者雇用の水準を高めることを目的として「障害者雇用納付金制度」が設けられている．上記法定雇用率を未達成の企業（常用労働者 100 人超の企業）から障害者雇用納付金を徴収し，法定雇用率を達成している企業に対して，この納付金を調整金，報奨金の形で支給している．

- 障害者の雇用促進の一環として特例子会社制度がある．事業者が障害者を雇用するために，障害や特性に対するサポート環境の整備などの特別の配慮のある子会社を設立し，一定の要件を満たせばその子会社に雇用されている労働者を親会社で雇用しているとみなし，実雇用率を算定できるとした制度である．

- 障害者雇用促進法では，職業リハビリテーションは，「障害者に対して職業指導，職業訓練，職業紹介その他この法律に定める措置を講じ，その職業生活における自立を図ること」としている．厚生労働省の外郭団体である独立行政法人高齢・障害・求職者雇用支援機構（JEED）が雇用納付金などの手続きを行い，障害者職業センターやハローワークが窓口となり具体的な相談・支援を行っている．

- リハビリテーション診療で行われる就労支援・復職支援は，中途障害者を主な対象としている．職業復帰・適正配置を目的に，職業復帰支援と職場定着支援が行われることが多い．一方，働き方改革の観点から産業医学で行われる両立支援は，がん患者などの従業員を対象に職場復帰として実施されている．政府が主導する働き方改革の 1 つとして，厚生労働省より「事業場における治療と仕事の両立支援のためのガイドライン」が 2016 年に発表され，がん・脳血管障害患者などの両立支援が注目され，条件つきながらもその支援について診療報酬への算定が可能となっている．

❽ 介護保険制度と障害者施策との関係

- 介護保険の認定を受けた者について，介護保険と障害者施策とで重複するサービスがある場合，原則として費用は介護保険から支給される（介護保険優先の原則）．
- 視覚障害者，聴覚障害者，知的障害者については，要介護認定で「自立」と判定されても，必要性が認められれば，従来の障害者施策でサービスを受けることができる．

- 補装具などで介護保険から貸与されるものでは，身体状況に適応しない場合は障害者施策から給付される場合がある．
- 介護保険対象外のサービス（ガイドヘルパー，手話通訳の派遣など）は従来通り障害者施策から給付される．
- 住宅改修において介護保険から利用できる金額では不足する場合，市町村によって補助や貸与の制度がある．

💭 文献

- 近藤克則：保健・医療・福祉の連携（介護保険制度）．江藤文夫，他（監修）：最新リハビリテーション医学，第3版．pp20-25，医歯薬出版，2016
- 黒田大治郎：リハビリテーションにおける医療・福祉・保険制度の実際．石川 齋，他（編）：図解作業療法技術ガイド―根拠と臨床経験にもとづいた効果的な実践のすべて，第3版．pp1105-1145，文光堂，2011
- 増田雅暢，他：福祉と介護を支える行政制度．国民の福祉と介護の動向 2019/2020．pp68-72，厚生労働統計協会，2019
- 厚生労働省：障害者福祉．https://www.mhlw.go.jp/bunya/shougaihoken/jiritsushienhou02/3.html（2020.7.20アクセス）
- 山本克己：介護保険制度とその手続き．石川 齋，他（編）：図解理学療法技術ガイド，第4版―理学療法臨床の場で必ず役立つ実践のすべて．pp1117-1121，文光堂，2014

（佐伯 覚）

コラム：ノーマライゼーション

- ノーマライゼーション（normalization）の理念は，デンマークの N. E. Bank-Mikkelsen が提唱したもので，「障害のあるひとの人権を認め，環境条件を変えることで生活状況を障害のないひとの生活と可能な限り同じにし，共生社会を実現すること」である．これは，対策を講じて障害者を援助するという意味である．
- 1959 年の知的障害者を対象としたデンマークの法律から始まり，1981 年の国際障害者年を契機に世界に普及し，今日ではわが国の障害者福祉の基本理念になっている．
- ノーマライゼーションの理念が普及し，リハビリテーション医学・医療の目標には，職業復帰や経済的自立の獲得などに，自立した人間本来の生き方を求めることが加わった．
- 国際障害者年以降は，ADL の獲得にとどまらず，いかに QOL を高めるかになった．

（森山利幸・佐伯 覚）

自立支援における多職種連携

- 自立支援は社会活動支援の1つとして，障害者総合支援法に基づいて行われているものである（図1-13参照）．自立支援はリハビリテーション診療におけるリハビリテーション支援の要素が大きい．医師，看護師，理学療法士，作業療法士，言語聴覚士などの医療職に加えて，サービス管理責任者，生活支援員，職業指導員，就労支援員などの福祉職もかかわり，多くの専門職種が連携をとる必要がある．

1 自立訓練における多職種連携 (表1-9)

- 障害者総合支援法における自立訓練施設は身体障害を有する障害者に対して，入浴，排泄および食事などに関する自立した日常生活を営むために必要な訓練や支援を行う施設である．
- 自立訓練には機能訓練と生活訓練がある．

機能訓練

- 機能訓練の対象者は地域生活を営む上で，身体機能や生活能力の維持・向上などのため，一定期間の訓練が必要な障害者または難病などの患者である．
- 具体的には入所施設・病院を退所・退院した者であって，地域生活への移行などを図る上で，治療の継続や身体機能の維持・向上などを目的とした訓練が必要な者と，特別支援学校を卒業し，地域生活を営む上で，身体機能の維持・回復などを目的とした訓練が必要な者が対象とされている．
- 機能訓練にかかわる主な職種はサービス管理責任者，看護師，理学療法士または作業療法士，生活支援員などである．
- サービス管理責任者は障害者総合支援法で施設に配置が義務づけられており，サービス利用者の評価，個別支援計画の作成，定期的な評価などにかかわるほか，ほかのサービス提供を行う職員に対する指導を行うとされている．
- 生活支援員は利用者6名に対して，1名以上の配置が必要であり，利用者が自立した日常生活・社会生活が行えるように，生活能力の向上のために必要な訓練を行うことを支援する．具体的には日常生活に関しては血圧，脈拍など健康状態の自己管理，栄養および食事の管理，入浴動作，投薬の自己管理の指導を行い，ADLや社会生活に関しては調理，洗濯，買い物などの家事動作の自立，外出の自立，電車・バスなどの公共交通機関利用，屋外における他者への介助依頼などについて指導・訓練を行う．

表 1-9　**自立訓練にかかわる主な職種**

	機能訓練	生活訓練
医療職	（医師,）看護師，理学療法士，作業療法士	必須ではない
福祉職	サービス管理責任者，生活支援員	サービス管理責任者，生活支援員

表 1-10　**就労支援の対象とこれにかかわる職種**

	就労移行支援事業	就労継続支援 A 型事業	就労継続支援 B 型事業	就労定着支援事業
対象	就労を希望する 65 歳未満の障害者で通常の事業所に雇用されることが可能と見込まれる者	通常の事業所に雇用されることが困難であるが，雇用契約に基づく就労が可能である者	通常の事業所に雇用されることが困難であり，雇用契約に基づく就労が困難である者	支援，訓練を経て通常の事業所に新たに雇用され 6 か月を経過した者
職種	サービス管理責任者，職業指導員，生活支援員，就労支援員	サービス管理責任者，職業指導員，生活支援員	サービス管理責任者，職業指導員，生活支援員	サービス管理責任者，就労定着支援員

▎生活訓練

- 生活訓練の対象者は地域生活を営む上で，生活能力の維持・向上などのため，一定期間の訓練が必要な障害者となっており，これには精神障害者保健福祉手帳を有する高次脳機能障害者も含まれている．このサービス内容は入浴，排泄および食事などに関する自立した日常生活を営むために必要な訓練，生活などに関する相談および助言，その他の必要な社会生活支援とされている．
- 生活訓練にかかわる職種はサービス管理責任者，生活支援員とされており，機能訓練と比較して，医療職の配置が必須ではないことが特徴である．

❷ 就労支援における多職種連携 (表 1-10)

- 障害者総合支援法における就労支援には就労移行支援事業，就労継続支援 A 型事業，就労継続支援 B 型事業，就労定着支援事業がある（Ⅱ-5 参照）．
- 就労移行支援事業にかかわる職種はサービス管理責任者，職業指導員，生活支援員，就労支援員とされている．職業指導員は，就労に向けて職業に関する評価・指導を行う．具体的には生産活動の実施，事業所内職業訓練の指導を行う．生活支援員は健康管理の指導や相談支援などを行う．就労支援員は本人の現状における適性にあった職場探し，企業内での職業訓練，職場実習の指導，就職後の職場定着支援などを行う．
- 就労継続支援 A 型事業にかかわる職種は，サービス管理責任者，職業指導員，生活支援員とされている．
- 就労継続支援 B 型事業にかかわる職種は，サービス管理責任者，職業指導員，生活支援員とされている．
- 就労定着支援事業にかかわる職種は，サービス管理責任者，就労定着支援員とされている．就労定着支援員は生活面の課題の把握，職場などの連絡調整と指導・助言を行う．

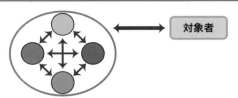
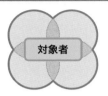

interdisciplinary team model（連携・協働モデル）	transdisciplinary team model（統合モデル）
・上下の意見交換や多職種間の横の意思疎通を行うモデル ・多職種間の横の意思疎通をしやすい ・カンファレンスに時間がかかる	・意見交換ばかりではなく，多職種間が相互乗り入れで治療を行うモデル ・包括的治療を要する認知教育に有効 ・医師が治療の流れに取り残されやすい

図 1-14　interdisciplinary team model と transdisciplinary team model

〔King JC, et al：Prescriptions, referrals, order writing, and the rehabilitation team function. Delisa JA, et al（eds）：Rehabilitation medicine：principles and practice, 3rd ed. pp269-285, Lippincott-Raven Publishers, Philadelphia, 1998 を基に作成〕

❸ 自立支援に対する関連職種間の連携

- 自立支援関連職種は施設形態によってその構成は異なるが，それぞれの職種の内容の重なり合いがあることが多い．たとえば機能訓練においては，訓練指導内容として理学療法士は移乗，歩行などの訓練を行うが，生活支援員も移乗，歩行などにかかわる．しかし，そのアプローチの方法が異なり，職種間で意見の相違が生じることがある．チームとして大事なことは，利用者に対する最良のゴールを共有し，職種の役割を互いに理解し，連携を探ることである．具体的には，①他の職種との見方の違いを受け入れること，②それぞれの役割が独立していること，③他の職種との役割分担を密に話し合うこと，④チームとしての方針を常に確認すること，⑤まとめ役としてチームリーダーが存在していることなどがあげられる．
- チームモデルとしては，① interdisciplinary team model（連携・協働モデル），② transdisciplinary team model（統合モデル）があげられる．
- Interdisciplinary team model は，職種間のコミュニケーションが容易なモデルであり，リハビリテーションチーム医療により適したモデルといえる（図 1-14）．個別支援計画は全体で相談した上で作成し，その責任は全員がもつ．利用者もそのグループの一員として位置づける．カンファレンスはどのメンバーの提案からでも行われる．このモデルの利点はそれぞれの職種から自由にアイデアが出せることで，それぞれの職種の特徴を十分に活かし，一定のゴールに向けて，継続的で包括的なアプローチを行うことができることである．欠点はカンファレンスで方針を決定するため，問題解決に際して時間を要することである．
- Transdisciplinary team model は最も新しいモデルであり，職種間でコミュニケーションを図るのみでなく，一緒にアプローチを行う形態である（図 1-14）．このモデルでは職種を超えてお互いに技術を共有し交換するため，チーム内の教育的効果も高い．このモデルはチーム内で常に情報を共有し，多職種協働で治療を行うため，高次脳機能障害者などに対する自立支援には非常に有効な手段といえる．チームでの方針決定では，各職種での評価を互いにフィードバックできるシステムが大切である．

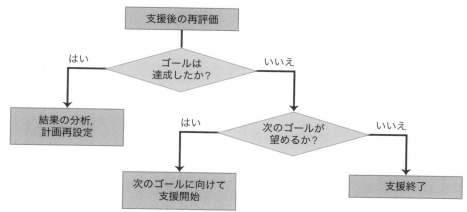

図 1-15　支援の質の向上
支援後に再評価を行い，ゴールを達成できたかをもとに支援の質をコントロールする．

❹ 自立支援の質の向上

- 自立支援の質の向上を図るためには，適切なフォローアップを行い支援の効果を評価しておくことが重要である．初期の予測と比較して，実際の経過が非常によいことや，訓練効果が十分発揮されないことがよくある．関連職種間で常に情報交換し，再評価しながら支援の質を高める（図 1-15）．
- 自立支援を行った際に得られる効果を科学的に検証するためには，質の高いデータを収集していくことが求められる．そして各施設内でのデータを集約して，多施設間のデータ解析をすることにより，支援の質を科学的に高めていくことができる．

📄 **文献**
- 菊地尚久：障害者施設等一般病棟の実際　千葉県千葉リハビリテーションセンターの場合．臨床リハ 28：1101-1105，2019
- Nevlud GN, et al：The team approach：current trends and issues in rehabilitation. Texas J Audiol Speech Pathol 16：21-23, 1990
- 菊地尚久：リハビリテーションの原点—リハビリテーションチーム．総合リハ 40：441-445，2012
- Given B, et al：The interdisciplinary health-care team：fact or fiction? Nurs Forum 16：165-184, 1977
- Melvin JL：Interdisciplinary and multidisciplinary activities and the ACRM. Arch Phys Med Rehabil 61：379-380, 1980
- Spencer WA：Changes in methods and relationships necessary within rehabilitation. Arch Phys Med Rehabil 50：566-580, 1969
- 近藤克則，他：大規模データベースとデータバンク．総合リハ 36：23-27，2008

（菊地尚久）

社会活動支援のための環境整備

① 環境整備の意義と背景

- 障害者の生活を再構築するにあたり，環境因子は非常に重要である．環境因子は物的環境，人的環境，社会的環境に分類される．
- 個人のニーズに応じて環境因子を総合的に調整する相談支援の仕組みづくりが重要であり，リハビリテーション診療やリハビリテーションマネジメントの仕組みと連携していなくてはならない．
- 2013 年の東京オリンピック・パラリンピック 2020 の開催決定と，障害者差別解消法公布により，わが国のバリアフリー施策は大きく進んだ．
- 改正障害者基本法のもと，第 4 次障害者基本計画（2018 年）には，社会のあらゆる面におけるアクセシビリティの向上，障害者の生活環境における社会的障壁の除去の推進が謳われている（図 1-16）.

② 公共交通機関などの社会基盤の整備

- 「高齢者，身体障害者が円滑に利用できる特定建築物の建築の促進に関する法律」（ハートビル法，1994 年）では，不特定多数が利用する建築物の出入り口や階段・トイレなどへの高齢者や身体障害者に配慮した措置が建築主の努力義務とされた．
- 「高齢者，身体障害者等の公共交通機関を利用した移動の円滑化の促進に関する法律」（交通バリアフリー法，2000 年）のもと，市町村が駅とその周辺の道路などを一体的にバリアフリー化する計画が立案された．
- 2006 年にハートビル法と交通バリアフリー法を統合し，「高齢者，障害者等の移動等の円滑化の促進に関する法律」（バリアフリー法）が成立し，対象は知的・精神・発達障害などを含むすべての障害者や高齢者に拡大され，対象施設や重点エリアも拡充された．さらに，高齢者・障害者などに対する国民の理解を深める「心のバリアフリー」や，公共交通事業者などに対する教育訓練を国が実施するなどソフト施策の充実が盛り込まれ，2020 年の改正バリアフリー法へとつながった．
- ガイドヘルパーやガイドボランティア，交通手段利用料金の割引，福祉有償運送や介護タクシーなどの障害に配慮した車両，自動車の改造費用助成をはじめとした運転に関する各種制度，住宅改修費の補助など外出を支援するさまざまなサービスがある．
- 各種のバリアフリー施策は，障害者が実際に自宅の外に出ていくことで実効性をもつ．これ

I 第4次障害者基本計画とは

【位置づけ】政府が講ずる障害者施策の最も基本的な計画（障害者基本法第11条に基づき策定）
【計画期間】平成30（2018）年度からの5年間
【検討経緯】障害者政策委員会（障害当事者等で構成される内閣府の法定審議会）での1年以上にわたる審議を経て取りまとめられた障害者政策委員会の意見に即して，政府で基本計画案を作成

II 基本理念（計画の目的）

共生社会の実現に向け，障害者が，自らの決定に基づき社会のあらゆる活動に参加し，その能力を最大限発揮して自己実現できるよう支援

III 基本的方向

1. **2020東京パラリンピックも契機として，社会のバリア（社会的障壁）除去をより強力に推進**
   - 社会のあらゆる場面で，アクセシビリティ(※)向上の視点を取り入れていく
   （※）アクセシビリティ：施設・設備，サービス，情報，制度等の利用しやすさのこと．
2. **障害者権利条約(※)の理念を尊重し，整合性を確保**
   （※）障害者権利条約：我が国は平成26年に批准．障害当事者の主体的な参画等を理念とする．
   - 障害者施策の意思決定過程における障害者の参画，障害者本人による意思決定の支援
3. **障害者差別の解消に向けた取組を着実に推進**
   - 障害者差別解消法の実効性確保のため，各分野でハード・ソフト両面から差別解消に向けた環境整備を着実に推進
4. **着実かつ効果的な実施のための成果目標を充実**

図1-16　第4次障害者基本計画 概要

を通じ，障害者，地域住民，公共交通機関の職員などがお互いに理解を深めることが必要であり，リハビリテーション医療従事者には，これを具体的に後押しする役目がある．

- 「社会での活動」のためには，役割や楽しみとなる活動の存在と当事者がそれを主体的に選びとる機会が欠かせない．地域のなかでそれらを実現する支援が求められている．

❸ 福祉用具の活用と開発

- 福祉用具の公的給付としては，補装具費の支給と日常生活用具の給付（貸与）があり，介護保険給付サービスのなかにも含まれている．

- 福祉用具は個別用具ごとのマーケットが小さいため，企業が単独で新たに開発することが難しい．

- 開発側からは現場のニーズがつかみにくい一方，現場では用具の情報が得にくいといったミスマッチもある．

- 「福祉用具の研究開発及び普及の促進に関する法律」（福祉用具法，1993年）では，国には福祉用具の研究開発の促進のため，国と地方公共団体には普及の促進のため必要な措置を講じる努力義務があるとされている．また，同法は，製造事業者には福祉用具の品質の向上と利用者からの苦情の適切な処理について，販売/賃貸事業者には福祉用具の適切な利用についての努力義務を課している．

- 開発や実用化に向けて，国立研究開発法人新エネルギー・産業技術総合開発機構（NEDO）や公益社団法人テクノエイド協会などによる関連事業が国の支援で進められている．そのなかで障害者や家族のニーズを反映する仕組みも導入されつつある．

- 客観的評価基準の策定と標準化のため，日本産業規格（JIS）を活用した福祉用具の標準化が推進され，介護保険対象の主要な品目についてはおおむね標準化が進んでいる．
- 福祉用具により「社会での活動」を賦活化するためには，適切な評価とゴール設定が重要であり，それに沿った用具の選択と使用に際しての現場での具体的な支援が必要である．

❹ 情報バリアフリー環境の整備

- 情報アクセシビリティとは，すべての人があらゆる場面で容易に適時適切に情報を入手できることを指す．欧米ではその義務化が進んでいるが，わが国の体制はまだ十分ではない．
- 地域生活支援事業において，手話通訳者や点訳ボランティアなどの養成・派遣を行う意思疎通支援事業，障害者 IT（information technology）サポートセンターの運営，パソコンボランティア養成・派遣などが実施されている．失語症者向け意思疎通支援者の養成と派遣も都道府県の必須事業として位置づけられている．
- 情報アクセシビリティに関する JIS の制定が完了し，情報機器や Web コンテンツなどについて標準化が図られ，公共施設の案内図の点字や案内用図記号，生活製品の操作部表示などについても JIS が制定している（高齢者・障害者等配慮設計指針—情報通信における機器，ソフトウェア及びサービス；情報アクセスビリティ JIS）．
- 障害者が利用しやすい放送・出版の普及のため，技術開発や番組制作への助成や著作権法の改正などが行われている．
- 情報提供の充実のため，政見放送への手話通訳や字幕の付与，公的機関の Web サイトなどのガイドラインに基づくバリアフリー化が進んでいる．また，文字・音声・画像による国内外の障害保健福祉研究情報のインターネットでの提供を行う「障害保健福祉研究情報システム」の構築などが行われている．
- モノのインターネット（internet of things；IoT）や人工知能（artificial intelligence；AI）の発展は，精神・発達・知的障害，難病などを含むあらゆる障害への情報通信技術（information and communication technology；ICT）を活用した情報バリアフリーの推進に役立つと考えられる．国は情報システムを含めた開発強化を進めている．
- 障害者，要介護者，高齢者などの意思決定や「社会での活動」において，情報のバリアフリーは大きな課題である．さまざまな情報のバリアフリー技術の開発とともに，それへのアクセスと情報の取捨選択についても適切な支援を検討しなければならない．
- 情報には周囲の状況や雰囲気といったものも含まれる．意思疎通支援においては，これらへのアクセスを含めた総合的な情報補償が必要である．

📖 文献
- 秋山哲男：公共交通のアクセシビリティ対策と今後の課題．日本義肢装具学会誌 36：221-227，2020
- 内閣府：令和 2 年版障害者白書．https://www.8.cao.go.jp/shougai/whitepaper/r02hakusho/zenbun/index-pdf.html
- 根本洸介，他：移動支援から考える障害者の社会参加の障壁．総合リハ 48：733-738，2020
- 山田 肇：情報アクセシビリティの動向．総合リハ 48：745-750，2020

（齋藤 薫）

7 重度障害者の「社会での活動」

① 重度障害者の「社会での活動」の意義

- 障害者雇用促進法に重度障害者は以下のように定義されている.
  - ➡ 身体障害者等級表の1級, 2級の者, 3級で重複の障害がある者.
  - ➡ 知的障害者で療育手帳で程度が「A」とされている者, 療育手帳「A」に相当する判定書を持つ者, 障害者職業センターで重度知的障害者と判定された者.
- 「社会での活動」には多種多様な効果があるが, 「それを通じて他者の役に立ち, 自己の存在価値を認識すること」「自己肯定感をもつこと」は非常に重要である. 重度障害者は, ややもすると「自己の存在価値」を見失いがちで, 「社会での活動」による「他者とのかかわり」によって, 自己肯定感を再認識できる意義は大きい.
- 障害者, 特に重度障害者の「社会での活動」においては, 「できること」に目を向ける思考が大切である. 自分ができないことは助けを借りて, 「できること」で他者の役に立つように努めることを促していく.
- 重度障害者の「社会での活動」は, そこにかかわる健常者や障害者に夢や勇気を与えるものである. したがって, 重度障害者が実践する「社会での活動」が他者にとっても有益なものとなるようにする必要がある.

▶地域とのかかわり

- 「社会での活動」の基本は, 「家族以外の者」とのかかわりをもつことであり, その第一歩は, 外出することである.
- 近年, 情報技術の発展により, 外出しなくても他者とのかかわりをもつことは可能になりつつある. しかし, 外出頻度が高い人ほど精神的なストレスが少ないことが, 全国の頸髄損傷者の調査でも示されている.
- 体動が困難である重度障害者が, 外出するというチャレンジを通して, それを達成できれば大きな自信となり, 前向きに生きる活力となる.
- 現行の障害者の「社会での活動」を支える地域生活支援事業は, 障害者に対する日中の居場所づくり, 生きがいづくり, 日常生活での相談窓口, 地域社会との交流促進などの役割を担っている. 障害者とかかわる医療, 介護, 福祉に携わる関係者は, 地域生活支援事業との多様なつながりをもっておく必要がある.

▶就学・就労

- 復学は，将来の「社会での活動」の準備として非常に大切である．教育は生きる力を身につけ，人格を形成するため必要である．脊髄損傷者における退院後のフォローアップの調査では「復学した症例の多くは職業に就いており，教育の場に戻ることが，最終的に雇用につながっていた」とされており，就労につなげるという観点からも教育の場への復帰の重要性がうかがえる．
- リハビリテーション診療における目標に到達していなくても，本人の理解者となる仲間や教諭がいる元の学校・学年に復帰することが望ましい．
- 就労の意義は「収入を得ること」「自分の能力や人間性を高めること」「社会とつながり，そこで貢献すること」に集約される．就労という「社会での活動」は，自己の存在価値を認識しやすい活動の1つである．
- 重度障害者が就労することは，雇用する企業やともに働く健常者にとっても有益である．報奨金や調整金などの補助や，職場環境の整備が促進されること以外の目に見えない効果も非常に大きい．重度の障害を有しながら，就労や障がい者スポーツなどで活躍する姿に触れることで，ともに働く健常者は勇気や感動，喜びを受けることができる．
- 重度障害者を受け入れた職場では，「できること」に対する意識や，個人の努力に対する敬意が養われ，企業の社会的価値が高まることになる．これらの側面はもっと認識されるべきである．

▶重度障害者のスポーツ

- 重度障害者は活動量の低下により筋力・筋量の低下，心肺機能の低下などをきたし，生活習慣病などの疾患に罹患しやすくなる．そのため，重度障害者では健常者以上にスポーツを行う意義がある．
- 身体的には，運動不足を補い，健康維持・増進を図り，健康寿命を延伸する効果がある．
- 精神的には，自己の存在価値，満足感の向上，ストレスの解消といった効果がある．全国の障害者およびその家族を対象とした，スポーツ・レクリエーション活動状況などに関する調査によると，主な目的では，「健康の維持・増進のため」(41.6%) が最も多かった．しかし，「やってよかったこと」については，「ストレスが解消される」(39.1%) が最も多く，重度障害者においても同様のことが期待できる．
- スポーツにより，生活圏が拡大され，仲間づくりや就労の機会を得ることもある．「社会での活動」という面でも，障害者にとってスポーツは健常者以上に大きな意義がある．
- 重度障害者では，実際に参加できる競技は限られている．しかし，重度障害者が競技にかかわりをもつだけでも「社会での活動」になり，精神的によい影響があり，身体的にも競技が行われる会場への外出などで活動量が増える効果が期待できる．

❷ 重度障害者の「社会での活動」への支援方法

▌ 初回の入院でのリハビリテーション診療

- 重度障害者が確実に社会復帰を果たせるリハビリテーション診療を行うことが大切である．重度障害者の多くは長期の診療を要するため，社会復帰には複数の医療機関の連携が欠かせない．そのなかで長期ゴールを共有しておくことが重要である．特に職業復帰などの高いレベルのゴールを目指す場合は，常にゴールを念頭において診療を進める．
- 急性期から社会復帰までを担当する医療機関の役割を明確にして，各医療機関が責任をもって次のステップにバトンタッチする．急性期の医療機関には，最初のかじとりの役目がある．職業復帰という「社会での活動」が見込まれる者には，その目的が果たせる医療機関へつないでいく．
- 回復期以降の医療機関は，重度障害者のアウトカムにこだわったリハビリテーション診療を行うべきである．そのためには，かかわる医療従事者が「社会での活動」を実現するための専門的な知識や，高い意識をもっておく必要がある．障害者の社会での活躍を喜び，その支援を重んじる意識を共有する．
- 就労に関しては，配置転換を含めた元の職場への復帰，職業リハビリテーションの活用による就労などを考えるが，重度障害者では困難なことが多い．その際には，障害者総合支援法における就労支援（II-4, 5 参照）を活用するのがよい．
- 情報技術の発展・普及により，就労形態も変化しつつある．なかでも SOHO (small office home office) は，ADLの多くに介助を要する重度障害者にとっては非常に有用な手段である．障害に対する理解を示しほぼ完全な在宅一般就労の形態をとる企業も現れ，重度障害者にとって就労のチャンスが訪れている．このような形で就労を希望する場合，重度障害者は地域障害者職業センターや地域の障害者就業・生活支援センターに相談することで情報を収集し，担当者とともに公共職業安定所（ハローワーク）を訪れて，自分に適していると判断された企業にアプローチするのが一般的である．

▌ 退院後の支援

- 退院時に，障害者が希望する「社会での活動」が実現しないことも多い．「社会での活動」の実現に向け，障害者と医療従事者で粘り強く目標を共有し続けることが大切である．
- 障害者の「社会での活動」に対する意欲やニーズは，退院後に強くなることも多く，相談できる窓口を入院中に説明しておくことが必要である．多くの場合，医師や医療ソーシャルワーカーが総合的な窓口になり，実現に向けて適切な部署に役割分担を指示することになる．

▌ 介護者へのサポート

- 重度障害者の多くは，なんらかの介護を要する．
- 障害者を介護する者にとって「自由に使える時間が少ないこと」が心理的に大きな負担に

表 1-11　**介護者としての心得**

- 時には介護を緩める
- 余裕をもった計画を立てる
- いまできることを，できる範囲で行っていく
- 味方になってくれる人は必ずいることを忘れない
- 相談できる人（仲間や医療従事者）をつくっておく
- 困ったときは早めに相談する
- 人の助けを借りることに躊躇しない
- 楽しいことに当てる時間を積極的につくる
- 障害者と同様に自分自身も大切にする

（古澤一成：障害者家族への心理的サポート　脊髄損傷．総合リハ 47：563-568，2019 より改変）

なっている．重度障害者の介護において積極的に公的なサービスを利用することは，介護者に「介護に携わらない時間」を与え，介護負担の軽減につながる．介護負担の軽減により，家族などの介護者に心理的，身体的な余裕が生まれる．介護が継続的に行われることが可能になり，障害者の「社会での活動」は促進される．介護者をサポートする際の参考として表 1-11 に「介護者としての心得」をあげた．

ピアサポート（ピアカウンセリング）

- ピアとは「仲間」という意味である．
- すでに社会復帰している障害者や家族の経験は非常に役立つ．医療従事者ではわからない細かな生活のコツを聞くことや，ほかの障害者やその家族から励まされることは大きな支援となる．

重度障害者の「社会での活動」を促進するために

- 重度障害者において継続されている「社会での活動」のなかには，「楽しみ」や「生きがい」などという要素がある．何かを「楽しみ」，何かに「生きがい」を感じることは大きな意義があり，重度障害者が心の底から楽しめる活動を見い出す努力が必要である．「他者の役に立ち，自己の存在価値を認識できる」ことに「楽しみ」や「生きがい」を感じることは理想的である．
- 身体的，心理的，物理的に準備のできていない重度障害者を，医療従事者の思いだけで「社会での活動」へ導こうとしてもうまくいかない．医療従事者の心のゆとりも必要である．

🗨 文献

- 藤井直人，他：頚髄損傷者の自立生活と社会参加に関する実態調査報告．全国頚髄損傷者連絡会（編）：頚損解体新書 2010―ひとりじゃないよ．pp108-112，障害者団体定期刊行物協会，2010
- 古澤一成，他：脊髄損傷者の両立支援．産業医学ジャーナル 43：98-105，2020
- 内田竜生，他：脊髄損傷患者の復職状況と就労支援．日本職業・災害医学会会誌 51：188-196，2003
- スポーツ庁：障害児・者のスポーツライフに関する調査．平成 29 年度「地域における障害者スポーツ普及促進事業（障害者のスポーツ参加促進に関する調査研究）」報告書．pp7-59，2018
- 古澤一成：障害者家族への心理的サポート　脊髄損傷．総合リハ 47：563-568，2019

（古澤一成・徳弘昭博）

8 レクリエーション（文化活動）

❶ レクリエーション（文化活動）の意義

- レクリエーション活動は，仕事や勉学による肉体的・精神的な疲労を癒し，前向きな気持ちを回復するための娯楽・気晴らし・気分転換などの効果をもつ．
- レクリエーションは広義には文化活動を含み，その種類には文芸や自然探求，手芸や工芸，スポーツや音楽，演劇や舞踊，ピクニックや社交的行事など多くのものがある．
- レクリエーション活動は「社会での活動」において大切な役割を果たしている．
- 文化活動を含む広義のレクリエーション活動は，障害者の権利条約でも規定されている．
- レクリエーション活動からは身体機能・意欲の向上，対人関係の改善が期待でき，楽しさのなかに信頼感や所属感が生まれる．
- 社会的交流が少ない障害者にとって，QOL の維持・向上に大きく役立つ．

❷ 文化活動・スポーツの効果

▌料理（調理活動）

- 料理教室などでの調理活動は，障害者にとっては手段的 ADL（IADL）の訓練としての役割も果たす．
- 食材の準備，切る・煮る・焼く，盛りつけ，配膳，後片づけなど，安全面に配慮しながら，工夫や指導をすることで，その能力が向上し，QOL に反映される（図 1-17）．

▌将棋，絵画，スポーツ

- 将棋や絵画などの活動は，趣味的要素が強く比較的重度の障害があっても長期に継続できる（図 1-18）．また，これらの活動は対人関係の構築（友人や話し相手）にも役立つ．
- 障害者のスポーツの効用についてはⅢ章で詳述されている．レクリエーションレベルでも行うことができる．本人の興味，障害の程度や身体能力によって種目を選定できる．スポーツは身体機能の維持に役立つ（図 1-19）．
- 障害者団体や患者会に属することにより，旅行，創作発表会などさまざまなレクリエーション活動に参加する機会を得ることができる．

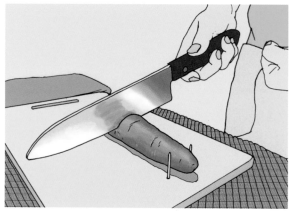

図 1-17　片手での調理（片手用まな板を使用）

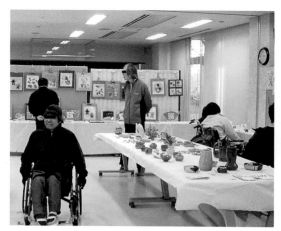

図 1-18　絵画・作品の展示会
（脳卒中者友の会あけぼの会より写真提供）

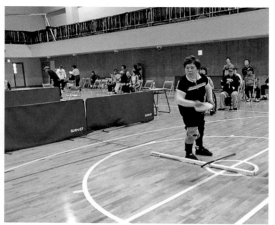

図 1-19　障害者のスポーツ（フライングディスク）
（神戸市在住：松本節子氏より写真提供）

③ スマートフォン，コンピュータなどの ICT 機器の活用

- レクリエーション活動を行うためには，情報の入手と発信が不可欠である．障害者，とくに重度頚髄損傷者では，スマートフォン，コンピュータ，AI センサー機器などを利用すればコミュニケーション能力が上がる．情報の入手と発信は健常者と遜色ない水準となっている．
- スマートフォンは電話，ソーシャル・ネットワーキング・サービス（SNS），検索，翻訳，カメラ，メモ，ゲーム，スケジュール管理，全地球測位システム（GPS），家電機器の遠隔操作，生体情報の入手・発信など，生活および周辺機器のハブ機器として活用でき，レクリエーション活動の重要なツールとなっている．

❹ 社会資源の活用

- レクリエーション活動は生活のなかに組み込まれてこそ意味がある．社会資源も継続的に活用していくべきである．
- 社会資源の活用の一例として，日本作業療法士協会で公開している，興味・関心チェックシート（https://www.jaot.or.jp/administration/mtdlp_sheet_dawnload/）を紹介する．本シートを活用することで，レクリエーションに対する患者の希望が顕在化することがある．
- スポーツに関する社会資源としては，都道府県・指定都市障がい者スポーツ協会協議会（https://www.jsad.or.jp/about/pdf/sports_conference_201002.pdf）がある．

💬 文献
- 寺山久美子（監修）：レクリエーション—社会参加を促す治療的レクリエーション，第2版．三輪書店，2004
- スポーツがもつ可能性—作業療法への期待．OTジャーナル 53（増刊号）：707-942，2019
- MTDLPシートのダウンロード．日本作業療法士協会．https://www.jaot.or.jp/administration/mtdlp_sheet_dawnload/（2020.12.14 アクセス）

（中村春基）

コラム：インクルーシブ・インクルージョン（包摂・共生・寛容）

- インクルーシブ・インクルージョンとは，ノーマライゼーションを土台としてつくられた新しい理念であり，社会的に弱い立場の人々（障害者，高齢者，外国人，貧困者など）の多様性を受容し，それぞれの考えが尊重され能力を活かす機会が得られるよう，社会全体で支援を行い社会の一員として包み込むことである．
- ノーマライゼーションは障害者を対象とし，健常者との差異に着目し，その違いを解消して普通（ノーマル）の生活が送れるようにすることである．それに対し，インクルーシブ・インクルージョンは障害者に限らず，社会から排除される可能性のあるすべての人を対象とし，その差異は重視せずに多様性と捉え，共生することである．
- 障害児を排除せず健常児とともに教育を受けられるよう個人に必要な合理的配慮を行うインクルーシブ教育，高齢者を住み慣れた地域で暮らせるよう地域全体で支援するインクルーシブソサエティ，障害者を含め多様な人材を受け入れ能力を発揮できる雇用を目指すダイバーシティ＆インクルージョンなどの基礎となる考えである．

（杉本香苗）

9 患者会・患者支援団体

1 患者会・患者支援団体の概要

- リハビリテーション診療のなかで患者会や患者支援団体の存在は大きい．医療者がそれらの存在と役割を知っておくことは，疾患の治療・管理から患者の生活までを考える上で非常に重要である．
- わが国の患者会は結核やハンセン病患者の療養所のなかで生まれた．戦後，それまで不当な待遇を受けてきた患者が適切な治療や正しい処遇を受けるために始めた活動が原点であり，全国規模の組織に拡大した．その後の高度成長期においては難病の患者が集い活動するようになった．
- いくつかの公害や SMON（subacute myelo-optic neuropathy）などの薬害が社会問題となるなか，患者や支援者の運動が国を動かし日本の社会保障を拡大させてきた．1972 年に「難病対策要綱」が策定された後，多くの患者団体が生まれ，難病や慢性疾患の患者・支援者の団体が組織された．
- 現在では，全国・地域の疾患別の患者会，病態別の患者会，地域をつなぐ連合組織，保健所や行政・企業（製薬会社）の患者会，病院内の患者会など 3,000 を超えるさまざまな形態の患者会が存在する．最近ではソーシャル・ネットワーキング・サービス（SNS）での患者同士の交流なども普及し，患者会の形態は多様化している．

2 患者会・患者支援団体の役割

- 患者会の主な役割と達成されうるものを記す（図 1-20）．
  ①**疾患の啓発**：患者にとって，適切な治療を受けるため自らの疾患を詳しく知ることは何より重要である．そのための情報提供や勉強会，医療者や関係者による講演会を実施しており，疾患の理解を助ける役割がある．
  ②**患者・家族同士が助け合う場の提供**：同じ疾患あるいは同じ地域に居住する当事者同士が交流し助け合うことで，疾患や合併症，障害に関する悩み，介護や生活でのさまざまな困難を共有でき，共感が生まれる．そういった場を提供し，地域での自立した生活あるいは孤立しない生活につなげる役割がある．
  ③**行政や社会への働きかけ**：適切な治療が受けられること，「社会での活動」を行いやすくするための環境整備，社会保障の獲得，差別や偏見の解消などを目的に，行政への直接的な働きかけやマスコミを通した社会への啓発活動などを行ってきている．これらの活動を通し

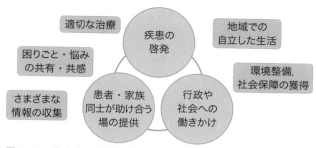

図 1-20　患者会の役割と達成されうるもの

表 1-12　代表的な患者会

全国脊髄損傷者連合会 (https://zensekiren.jp/)

歴史は古く 1959 年の発足である．戦後，全国の炭鉱で多発した落盤事故による脊髄損傷者が多かったことが設立につながった．発足直後は労災・終身年金制度の実現のための活動や当事者同士の情報交換が中心であった．以降，ピアサポート事業を重視してきた一方，地域での自立した生活を目指し行政・企業に対する要望活動やバリアフリーの現状調査なども数多く行ってきた．それらの活動は公共施設でのバリアフリー化や各制度の整備など障害者の福祉向上につながった．また，月刊「脊損ニュース」や重度の障害者の視点を交えた「脊髄損傷患者の社会参加ガイドブック Together」を発行しており Web サイトでダウンロードが可能である．

日本リウマチ友の会 (http://www.nrat.or.jp/)

1960 年に発足し，関節リウマチに関する啓発，リウマチ性疾患を有する者の福祉の向上を目的に活動を続けている．1 つの病院で治療を受けていた 150 人ほどの患者の会が，現在は 13,000 人からなる会に拡大した．発足当時から定期的な患者の実態調査を行い，時代ごとの患者をとりまく医療・福祉・社会環境の問題点を明確にすることで療養環境の向上につながっている．現在リウマチ診療で重要視されている「早期受診・早期診断・専門医の受診」の普及に大きく貢献し，寛解を目指す治療に会が果たした役割は大きい．

全国ポリオ会連絡会 (http://www.zenkokupolio.com/)

ポストポリオ症候群 (post-polio syndrome；PPS) が知られるようになってきた 1990 年代から当事者間の情報交換などを目的として各地にポリオ会が誕生し，各地の会が協力して 2001 年に発足した．情報の提供，障害者が生活しやすい環境整備のため社会に訴える活動を行っている．また医療機関と協力した検診会の開催やリハビリテーション医学会学術集会への参加など多岐にわたる活動を行っている．ポリオ罹患者はわが国で 5 万人ともいわれているが適切な療養を受けることができていない患者もおり，より多くの患者に十分な情報が行きわたるよう活動が続く．

日本高次脳機能障害友の会 (https://npo-biaj.sakura.ne.jp/top/)

1990 年代，交通事故が多い一方で事故による外傷性脳損傷患者への支援が乏しい時代を背景に各地で友の会が発足，それらの連合会として 2000 年に「日本脳外傷友の会」として発足した．国やマスコミへの広報協力，患者会設立の支援などを通し，脳外傷だけでなくほかの脳疾患による高次脳機能障害患者への福祉制度の改善に貢献した．2018 年に「日本高次脳機能障害友の会」と改名した．

日本 ALS 協会 (http://alsjapan.org/)

1986 年に設立し，筋萎縮性側索硬化症 (amyotrophic lateral sclerosis；ALS) 患者や家族，遺族だけでなく，医療専門職，介護関係者，行政職員，研究者，一般市民も数多く加入している．ALS 相談室を開設しており，療養上の問題調査や政策提言，社会への啓発，研究助成のほか，各地での交流会，災害対策への取り組み，マニュアル作成などを行っている．

て法律や医療・福祉制度を改善させる役割を果たしている.
- その他，各種調査の実施，研究への協力も行うほか，近年では災害への備え・対応などにも取り組んでいる.

③ 代表的な患者会

- リハビリテーション診療のなかで重要な患者会は多数あるが，その内代表的なもの5つを紹介する（表1-12）.

④ 患者会・患者支援団体の課題

- 地域格差，患者や家族の高齢化や会員数の減少，SNSの普及による会の多様化といった患者会の存続にかかわる懸案事項が多数ある.さらに2020年には新型コロナウイルス感染症（COVID-19）の世界的な感染拡大により患者が集う機会が減少し，解散の危機に直面している患者会が増えている.
- 患者会が果たしてきた役割は非常に大きい.患者会・支援団体が課題を乗り越え活動を継続していくことが望まれる.

文献
- 日本の患者会(WEB版). https://pg-japan.jp/(2020.11.2 アクセス)

（二宮正樹・佐伯 覚）

障害と就学・就労支援の進め方

1 障害児・者の「社会での活動」

- 障害児・者の「社会での活動」への支援は，リハビリテーション診療においてリハビリテーション治療と並行して進められる．
- 障害児であれば幼児教育への参加や就学が中心となるが，スポーツなどの機会も検討される．18歳以降は，大学や専門学校などへの進学，一般企業への就労や福祉的な就労，スポーツ，地域行事への参加など幅広いものがある．

1 障害者権利条約

- 2006年の国連総会において採択された本条約を日本は2014年に批准した．
- 批准にあたっては患者会・患者支援団体などの働きかけにより，障害者基本法の改正や障害者差別解消法の制定など国内法の整備が行われた．
- 同条約の「社会での活動」にかかわる項目としては，教育，労働および雇用，文化的な生活，レクリエーション，余暇およびスポーツなどがある．
- 特に，合理的配慮，アクセシビリティ，ユニバーサルデザインといった考え方は「社会での活動」に重要である．

2 障害児・者数

- 各種調査から推計された障害児・者数を表2-1に示す．調査時点で日本の人口の約7.6%の人になんらかの障害がある．
- 障害児・者数は身体・知的・精神の3障害とも増加傾向にあり，特に身体障害では高齢者が占める割合の増加が著しい．
- 知的障害は少子化による減少も想定されるが，実際は増加している．近年，知的障害への理解や認知が進んだことで，療育手帳の取得などによる福祉サービスの利用が促進されていることも要因の1つと考えられる．

3 障害児の教育

- 障害児教育の場は，特別支援教育として特別支援学校や小・中学校の特別支援学級などで行われている．
- 小・中学校では，通常の学級に在籍しながら障害特性に応じた特別な指導を受ける通級によ

表 2-1　**障害児・者数（2016〜2018 年調査）**　（単位：万人）

	在宅	施設入所	総数
身体障害	428.7	7.3	436.0
知的障害	96.2	13.2	109.4
精神障害	389.1 (外来)	30.2 (入院)	419.3
合計	914.0	50.7	964.7

（内閣府：令和 2 年版障害者白書. https://www8.cao.go.jp/shougai/whitepaper/r02hakusho/zenbun/index–pdf.html）

る指導といった形態もある.
- 特別支援教育を提供している学級数も, 受けている児童の数も, 全体として増加傾向にある.
- 2018 年 3 月の特別支援学校中学部と中学校特別支援学級の卒業生は全国で 3 万 2,623 人, そのうち高等部への入学を含め進学したものが 3 万 1,249 人と大部分を占め, 就職（157 人）, 福祉施設への入所や通所（62 人）などは少なかった.
- 2019 年 3 月の特別支援学校高等部の卒業生は全国で 2 万 1,764 人, そのうち大学や専修学校などへ進学したものが 703 人, 就職が 7,019 人, 福祉施設への入所や通所が多く 1 万 2,847 人であった.
- 課外活動（部活動）は学校生活では重要な集団活動の 1 つであるが, 特別支援学校においては設置されている学校は少なく, 学校外に活動の場を求めざるをえない.
- 文部科学省では障害者活躍推進プランとして, 雇用, 生涯教育, 学習の質の向上, 文化芸術活動, スポーツ活動の推進に関する政策を示している.
- 学校での教育だけでなく, 生涯にわたる学びや活動を支援する視点が重要である.

❹ 障害児の通所支援

- 障害児を対象として, 都道府県による「障害児入所支援」と市町村による「障害児通所支援」がある.
- 地域で生活する障害児が利用できる通所支援事業を表 2-2 に示す.
- 学校の放課後の活動の場として放課後等デイサービスがあり, 参入事業者が当初と比べて急増しているが, 支援の内容を含めた質の問題が問われている.

❺ 就労

- 就労年限の延長や年金支給開始年齢の引き上げなどがあり, 労働環境には大きな変化があるが, 働く機会の確保は障害者も含めた社会的な課題である.
- 障害者法定雇用率が引き上げられ, 民間企業の 2021 年 3 月からの法定雇用率は従来の 2.2％から 2.3％に引き上げられ, 対象となる民間企業は 45.5 人以上の規模から 43.5 人以上の規模に広がる.

表 2-2 **障害児通所支援事業**

児童発達支援
身近な地域の障害児支援の専門施設（事業）として，通所利用の障害児への支援だけでなく，地域の障害児・その家族を対象とした支援や，保育所等の障害児を預かる施設に対する援助等にも対応する． 日常生活における基本的な動作を習得することや，集団生活に適応するための訓練等個別の療育プログラムを個別支援計画に基づき提供する．

医療型児童発達支援
肢体不自由があり，機能訓練や医療的支援が必要な障害児を対象とする通所による支援である．内容的には児童発達支援と同様である．

放課後等デイサービス
学校通学中の障害児に対して，放課後や夏休み等の長期休暇中において，生活能力向上のための訓練等を継続的に提供することにより，学校教育と相まって障害児の自立を促進するとともに，放課後等の居場所づくりを推進する．

居宅訪問型児童発達支援
重度の障害などのため，外出が著しく困難な障害児に対する支援である．児童発達支援や放課後等デイサービスと同様の支援を居宅で提供する．

保育所等訪問支援
保育所などを現在利用中の障害児，又は今後利用する予定の障害児が，保育所等における集団生活の適応のための専門的な支援を必要とする場合に，「保育所等訪問支援」を提供することにより，保育所等の安定した利用を促進する．訪問支援員が通い先の施設を訪問し，障害児本人や保育所スタッフに指導を行う．（※相談支援専門員が作成する障害児支援利用計画案が必須）

- 常用労働者数が 100 人を超える事業者は，法定雇用率を達成できていない場合は障害者雇用納付金を納めなければならない．
- 公的機関の法定雇用率はさらに高く設定されているが，障害者雇用納付金の対象となっていない．
- 民間企業に雇用されている障害者数は約 56 万人，実雇用率は 2.11%（2019 年）であり，年々増加傾向にある．積極的に障害者雇用を推進している企業も増加しているが，法定雇用率を達成した企業の割合は 48.0% といまだ半数に満たず，改善の余地が残されている．
- 就労系の障害福祉サービスを利用して一般就労へ移行する数は増加傾向にある（図 2-1）．施設数は少ないが就労移行支援事業の一般就労への移行率は 26% 超と高く，近年の上昇が著しい（就労支援の福祉サービスなどの詳細は II-5 を参照）．一方，いったん就職はしたものの早期に辞めてしまう例も多く，就労定着促進に関する支援事業も始められている．
- 障害者の雇用形態は常勤での障害者雇用，特例子会社への雇用，嘱託雇用，アルバイトなどさまざまである．また，一般企業での仕事は困難でも福祉的就労の場で継続して働く選択肢もある．
- 新型コロナウイルス感染症（COVID-19）の影響により在宅ワーク（テレワーク）を取り入れた企業は多く，通勤が不要となることから障害者の就労機会と定着率の増加が期待されている．

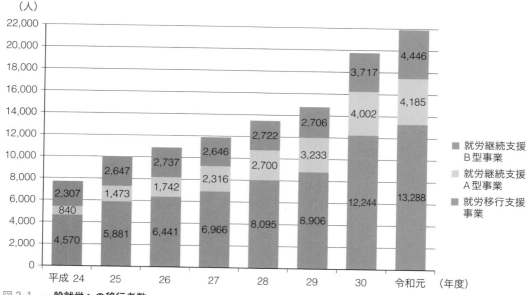

図 2-1　一般就労への移行者数

（厚生労働省：平成 24 年〜令和元年社会福祉施設等調査より）

⑥ スポーツ・文化活動

- パラアスリートが参加する大会は，競技そのものの楽しさや感動とともに，障害のある人の「社会での活動」の自立・促進や一般の人の障害理解の促進につながる．
- 「健常者はスポーツをしたほうがよいが，障害者はスポーツをしなければならない」とは Heinz Frei による有名な言葉である．しかし，もともとスポーツをしていた人であっても，障害者が改めてスポーツを行うにはさまざまな課題がある．
- 「健常者と障害者のスポーツ・レクリエーション活動連携推進事業」報告書（2013 年度）によれば，障害児・者の 44.4％が過去 1 年間になんらかのスポーツ・レクリエーション活動を実施していた．一般成人のデータでは 74.4％であり，障害児・者のスポーツへの参加割合は低い．スポーツの内容は，7〜19 歳では散歩，体操，水泳が，成人では散歩，ウォーキング，体操があげられていた．
- 同報告のうち，過去 1 年間に行った外出を伴う余暇活動に関する調査結果では，約 6 割の障害児・者がなんらかの活動を行っていた．観光旅行の 36.9％が最多で，次に映画館での映画鑑賞が 24.7％，音楽鑑賞 11.9％などであった．
- スポーツを含めた余暇活動を障害児・者がどの程度の頻度で行っているかは明らかでないが，重要な課題である．

⑦ リハビリテーション支援におけるポイント

- 「社会での活動」を行うには，周囲の人的・物的環境が大きく影響する．「活動」の幅を広げるために，障害への理解を含めた家族や周囲の人たちの受け入れ態勢を整えることや物理的

なバリアフリーの促進を図ることが重要である．障害者も意欲をもって，環境をコントロールする力をつけることが望まれる．

- 障害児・者の「社会での活動」を支援する場合，特に就労年齢にある場合には就労を最終的な目標とすることが多い．しかし，社会において活動の場をどこにおくかについては多様な考え方がある．必ずしも職業的自立が最良の目標とは限らない．広い視野をもつことが大切である．
- 他者とのかかわりについて，対面ではなくオンラインで十分補えるとの考え方もある．
- いったん達成した目標であっても，長期的な経過のなかで改めて検討し直す必要が生じることがある．目標設定に変更の必要が生じた際に，それに対応できる柔軟性をもっておくことがリハビリテーション診療に求められる．

📎 文献
- 　日本政府（公定訳）：障害者の権利に関する条約（https://www.dinf.ne.jp/doc/japanese/rights/adhoc8/convention131015.html（2020.7.21 アクセス）
- 　内閣府：令和 2 年版障害者白書．令和 2 年 7 月 30 日

（高岡　徹）

2 職業リハビリテーション

1 職業リハビリテーションの定義と目的

- 職業リハビリテーションとは，障害のために職業に就くことや維持していくことが困難な人々に，職業を通じた「社会での活動」，自己実現，経済的自立の機会をつくりだしていく仕組みである．具体的には，職業相談，職業評価，職業能力開発，職業指導，職業紹介などの職業的サービスや，職場における人的な援助がある．
- 職業生活を実現し，それを維持・向上させるための幅広い生活支援や相談も含んだ総合的かつ包括的な取り組みである．
- この定義や目的は「障害者雇用促進法」や国際労働機関（International Labour Organization；ILO）の第159号条約「障害者の職業リハビリテーション及び雇用に関する条約」に規定されている．

2 就労の意義と職業リハビリテーションの役割

- 職業の3要素は，個性の発揮，連帯の実現，生計の維持である．理想的な雇用関係は，労働者の能力や興味と企業ニーズが合致し，生産に貢献し報酬を得ることにあり，障害の有無は関係ないといえる．
- 障害者にとって就労は収入を得るだけでなく，生活リズムの調整，体力・健康の維持，心理的な満足，自尊心の獲得，人間関係の確立，人格形成など多面的な意義をもつ．
- 障害者は就職率が低いだけでなく離職率が高い．定着率を向上させるための支援も行われている．
- 職業リハビリテーションの役割は，障害者が能力を発揮できる仕事とのマッチングと，就労による生活面の課題の調整などを効果的に行い，障害者を一般就労に適合・定着させることにある．

3 職業リハビリテーションに関する法制度

- 労働行政による雇用施策としての「障害者雇用促進法」と，厚生行政による障害福祉施策としての「障害者総合支援法」の両者がある．
- 一般就労で受け入れられることを目標とする．そこに到達・適応できない障害者に対してはさまざまな制度・助成措置などを利用した就労を検討する（図 2-2）．

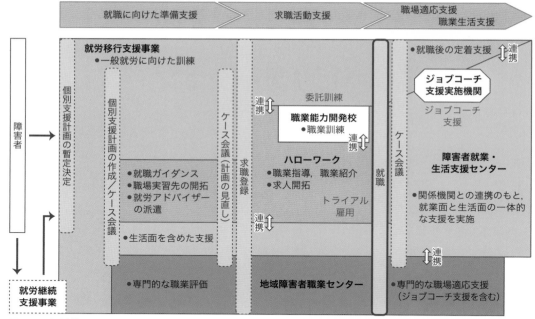

図 2-2　福祉施設を利用している障害者が就職・定着するまでの標準的な支援

〔厚生労働省：福祉施設を利用している障害者が就職・定着するまでの標準的な支援. https://www.mhlw.go.jp/bunya/koyou/shougaisha02/pdf/16.pdf（2020.11.5 アクセス）より一部改変〕

障害者雇用促進法に基づく措置

- 障害者の職業生活における自立度促進のための措置を総合的に講じることで，職業安定を図ることを目的とし，事業者に対する措置と障害者本人に対する措置が義務づけられている（表 2-3）.
- 事業者に対する措置として①雇用義務制度，②差別禁止と合理的配慮の提供義務，③障害者職業生活相談員の選任，④障害者雇用に関する届け出，がある.
- 障害者に対する措置として職業リハビリテーションの実施があり，以下の職業リハビリテーションの中核機関・組織が設置されている.

❶職業リハビリテーションの中核機関・組織

ハローワーク（公共職業安定所）

- 支部を含め全国 660 か所設置されている厚生労働省の機関であり，求職者は誰でも無料で利用できる.
- 民間の職業紹介などでは就職が難しい障害者に対し，専門の相談員（障害者担当職業指導官・就職促進指導官や障害者担当雇用指導官など）が職業相談や職業紹介を行う.
- 実際の就職活動にむけて，面接訓練やトライアル雇用（障害者の 3 か月の試験雇用）の斡旋を行う. 必要に応じ，障害者職業センターが行うジョブコーチ支援事業の案内，職業訓練校・職業能力開発センター・民間の職業訓練機関の紹介などを行う.

表 2-3　障害者雇用促進法における事業者・障害者に対する措置

事業者に対する措置		障害者に対する措置	
雇用義務制度	●雇用義務 障害者雇用率（法定雇用率）に相当する人数の雇用を義務化する ●納付金・調整金制度 障害者雇用に伴う事業者の経済的負担の調整を図る ●助成金制度 障害者を雇い入れるための設備設置や介護者の配置等に助成金を支給する	職業リハビリテーションの実施	中核機関・組織として以下を設置 ●ハローワーク ●障害者職業センター ●障害者就業・生活支援センター ●職業者職業能力開発校
差別禁止と合理的配慮の提供義務	●差別の禁止 募集・採用について障害のない人と同様の機会を設ける 賃金や教育訓練の機会，福利厚生などの待遇において障害があることを理由とした不当な差別的取り扱いを禁止する ●合理的配慮の提供義務 平等な機会を確保し，社会的障壁をなくすための個別の対応や支援を行う		
障害者職業生活相談員の選任	障害者を 5 人以上雇用する事業所では「障害者職業生活相談員」を選任し，職業生活全般における相談・指導を行う		
障害者雇用に関する届け出	●障害者雇用状況の報告 従業員 43.5 人以上の事業所では障害者の雇用状況を毎年ハローワークに報告する ●障害者の解雇の届け出 障害者を解雇しようとする場合，その旨を速やかにハローワークに報告する		

障害者職業センター（表 2-4）

- 独立行政法人高齢・障害・求職者雇用支援機構（JEED）が設置および運営を行う．総合・広域・地域の 3 つの区分がある（表 2-4）．障害者本人，事業者，就労支援関係者の 3 者に対して専門的な支援の中核を担う．
- 広域障害者職業センターや地域障害者職業センターと，障害者職業総合センターは対象者が異なる．

障害者就業・生活支援センター（全国 334 か所，2020 年 6 月時点）

- センターの運営は，申請に基づき都道府県知事が指定した社会福祉法人などが行う．
- 就職希望またはすでに在職中の障害者からの相談に応じ，自立・安定した職業生活を送れるよう就業面・生活面の指導や助言を行う．
- 関係機関との連絡調整，事業者に対する雇用管理に関する助言を行う．
- センターの利用は登録制であるが，障害者手帳の有無や障害種別に制限はなく無料で相談可能で，利用期限は定められていない．

障害者職業能力開発校（全国 19 校）

- 一般の公共職業能力開発施設で職業訓練を受けることが困難な身体・知的障害者などに対して，その障害状況に配慮した職業訓練を実施している．

表 2-4　**障害者職業センター**

障害者職業総合センター（全国で 1 か所）	・障害者職業総合センター（千葉市）は職業リハビリテーション関係施設の中核機関として，職業リハビリテーションに関する調査・研究，支援技法の開発，福祉・医療分野の職員に対する研修を実施する. ・支援マニュアルや研究成果物も刊行され，Web サイトからも閲覧可能となっている.
広域障害者職業センター（全国で 2 か所）	・国立職業リハビリテーションセンター（埼玉県所沢市）は中央広域障害者職業センターと中央障害者職業能力開発校の 2 つの側面をもち，吉備高原職業リハビリテーションセンター（岡山県加賀郡）も同様の機能をもつ. ・通所または入寮により全国から障害者を受け入れ，職業能力の評価，障害者の特性に応じた職業訓練，職業指導，就職後のフォローアップまでの一貫した職業リハビリテーションを行う. 隣接する医療リハビリテーションセンターとの連携が強みである.
地域障害者職業センター（47 都道府県ごとに設置）	・ハローワークと連携を行い，障害者本人に対して障害者職業カウンセラーなどによる職業評価，職業指導，職業準備訓練および職場適応援助などの支援を実施する. 事業者に対し，障害者雇用や管理上の課題を分析し，助言その他の支援を実施する. ・ジョブコーチ*の養成，職業リハビリテーション関連機関への技術的な助言や支援，福祉・医療などの関係機関への研修などを行う. ・地域障害者リハビリテーションネットワークの中核といえ，障害者手帳や難病認定をもっていなくても，主治医の診断書があれば無料で利用可能であるが，利用期間は標準 8 週間程度と限られる.

*ジョブコーチ（職場適応援助者）：障害者の職場適応に課題がある場合に，職場に出向いて障害特性を踏まえた専門的支援を行う者.

- 運営主体は 3 種類に分類され，①国が設置し独立行政法人高齢・障害・求職者雇用支援機構が運営する国立機構（2 校），②国が設置し都道府県に運営を委託する国立県営校（11 校），③府県が設置し運営する県立県営校（6 校）である.
- 国立機構は，先に述べた広域障害者職業センターと一体の組織となり運営される.
- 各校では，障害の特性に応じた職業訓練や技術革新の進展に応じた訓練を行い，就職支援も行われる.
- 対象者はハローワークに求職登録している障害者手帳を所持する者である. 最近は精神障害や発達障害，高次脳機能障害，てんかんなどの診断がある者の受け入れも行われている. 年齢規定はなく，知識・技術・技能を習得して就労する意思があり，集団訓練に適応可能であれば，ハローワークを通じて応募可能である.
- 入校には学力検査，適性検査，面接などの審査があり，訓練期間は 3 か月〜2 年程度，訓練費用は基本的に無料である.
- 通校が困難なもののために寮も備えられているが，健康管理を含めた日常生活が自立していることが必要である.

┃障害者総合支援法に基づく措置

- 市町村が提供する障害福祉サービスの「自立支援給付」のなかの「訓練等給付」のサービスとして提供される就労系障害福祉サービスに，「就労移行支援事業」「就労継続支援 A 型事業」「就労継続支援 B 型事業」「就労定着支援事業」がある（詳細は II -5 参照）. 障害支援区分の認定を受け，サービス提供機関と契約を行うことで利用可能となる. 利用には前年度所得に応じて 1 割の自己負担が生じる場合があるが，利用者負担額には上限額が設定されている.

- 一般就労に向けた就労準備訓練は就労系福祉サービスが中心になる．障害者の雇用促進を担う立場である地域のハローワークに登録した後，連携機関を通して求職活動の支援を行っていく仕組みとなっている（図 2-2）．

④ リハビリテーション医学・医療における職業リハビリテーション

- 障害者の就労をはじめとした「社会での活動」はリハビリテーション医学・医療の重要な目標である．リハビリテーション診療のなかで，生活自立訓練を経て，最終的に職業的な自立を達成できることは大きな意義がある．
- リハビリテーション診療では，患者の発症からの経過，機能障害や残存能力など多くの情報を収集し，各疾患の医学的な評価や管理を行う．しかし，その患者が実際に就労可能な状況であるかは病棟や自宅での生活状況のみでは判断できない．数値では表しにくい本人の特性，障害受容の程度，コミュニケーション能力，職務の難易度，職場の配慮などさまざまな要因があるため，就労支援では，定型的な指針を求めることは困難で，個々に応じた配慮が必要である．
- リハビリテーション診療にかかわる医療従事者は職業リハビリテーションの制度や各機関の役割を理解し，障害者の就労や復職につながるように，職業リハビリテーションの各専門機関との連携や福祉サービス制度の利用を適切に進める必要がある．
- 就労支援を職業リハビリテーションに委ねた後も，連携や支援を継続することが大切である．就労への移行期は身体や精神に負荷がかかり，症状が悪化し，配慮が必要となる場合もあるため，専門機関と連携して適切に対応することが求められる．
- 今後，障害の重度化，医療的ケア児や精神障害者の増加，生産年齢のがん患者の増加などに伴い，就労開始後も，リハビリテーション医療の継続や職業リハビリテーションとしての視点が必要な状況が増えると予測される．

💬 文献

・ 厚生労働省：障害者の就労支援対策の状況．
https://www.mhlw.go.jp/stf/seisakunitsuite/bunya/hukushi_kaigo/shougaishahukushi/service/shurou.html（2020.11.5 アクセス）
・ 厚生労働省：福祉施設を利用している障害者が就職・定着するまでの標準的な支援．
https://www.mhlw.go.jp/bunya/koyou/shougaisha02/pdf/16.pdf（2020.11.5 アクセス）

（渡邊友恵・田中宏太佳）

就学支援

① インクルーシブ教育システム

- 2006 年に障害を理由とした差別を禁止する「障害者権利条約」が国連総会で採択され，障害を理由とする差別を禁止することや，学校はインクルーシブ教育を志向することが求められた．
- わが国でも「インクルーシブソサエティ」の実現に向けて，お互いの個性や人格を尊重し合えるインクルーシブ教育システムの導入が進められている．
- インクルーシブ教育システムは，障害児が生活している地域の同世代の児童・生徒とともに過ごす時間を共有し，ともに学ぶ機会を得ることを目的とする教育制度である．さまざまな特性のある子どもたちが交わることによって，特性の多様性を認める社会が形成される．
- インクルーシブ教育システムでは障害児と障害のない子どもが，可能なかぎりともに教育を受けられる合理的配慮が学校へ義務づけられている．
- 障害児が自身の可能性や能力を最大限に伸ばす機会をもち，「社会での活動」を見据えて，インクルーシブ教育に特別支援教育も加えて就学支援を行っていく．

② 特別支援教育

- 障害児に対する教育は，かつては「特殊教育」と呼び，障害の種類や程度に応じて特別な場で手厚い教育を行うものであった．現在は「特別支援教育」という呼称に変更され，障害児それぞれのもつ能力に応じた教育を行う取り組みとなっている．
- 特別支援教育では，障害児が自立して「社会での活動」を行うための主体的な取り組みを支援する．1 人ひとりの教育的ニーズを把握し，そのもてる力を高め，生活や学習上の困難を改善または克服するため，適切な指導および必要な取り組みを行う．2007 年から学校教育法にも位置づけられ，すべての学校において，障害のある幼児・児童・生徒の支援の充実が図られている．
- 特別支援教育がすすめられた背景には，学習障害，注意欠如・多動症，高機能自閉症などの子どもが通常の学級に在籍しているとの認識が拡がったことがある．
- 特別支援教育の対象は，視覚障害，聴覚障害，知的障害，肢体不自由，病弱（身体虚弱を含む），発達障害のある幼児・児童・生徒である．

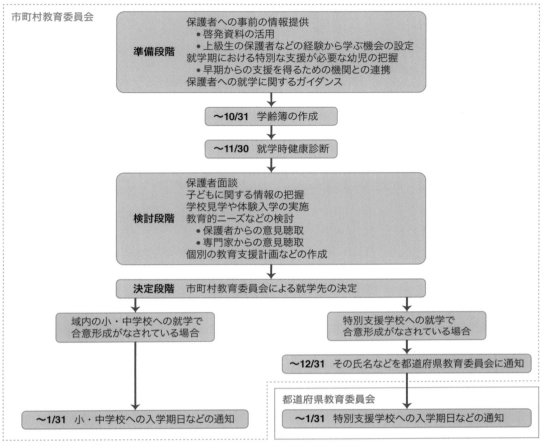

図 2-3　就学までの流れ

❸ 就学先の決定

- 就学先決定のプロセスは，法令（学校教育法，学校保健安全法）で定められている．市町村教育委員会は，毎年 10 月 31 日までに，その市町村に住所を有する就学予定者の学齢簿を作成した後，11 月 30 日までに，就学時健康診断を実施する．就学時健康診断の結果を踏まえ，保護者に対して 1 月 31 日までに入学期日と就学すべき学校を通知する．視覚障害者，聴覚障害者，知的障害者，肢体不自由者または病弱者においては，市町村教育委員会は，12 月 31 日までに都道府県教育委員会へ氏名などを通知し，これを受けた都道府県教育委員会は，1 月 31 日までに，保護者へ入学期日，就学すべき特別支援学校を通知する（図 2-3）．
- 就学先は特別支援学校，特別支援学級，通級による指導，通常の学級と多様である．本人・保護者が主体となり，就学相談を経て就学先を決定し，就学後も必要に応じて学びの場を検討することができる．就学先に対する保護者の考えは多様であり，関係者によっても意見が異なることは多い．就学前の子どもをもつ保護者は，就学先について思い悩み，判断に時間を要することもある．早期から医療，保健，福祉，教育機関などが連携をとりながら就学先について保護者と検討を重ねていくことが大切である．

- 特別支援学校は，障害児に対して合理的配慮を行いながら，特別支援教育によりそれぞれの力を伸ばし，自立や「社会での活動」を図る（特別支援教育を受ける）ことができる学校である．特別支援学級は，通常の小学校や中学校のなかで特別支援教育を必要とする子どもを対象とした少人数の学級である．
- 多くの授業は特別支援学級で受けるが，体育など科目によっては通常の学級で受けることが可能である．
- 通級による指導では，通常の学級に在籍する障害児が，特別な配慮が必要な科目などで通級指導教室へ通い，指導を受ける．
- 重度の障害，重複障害，疾病のため，通学することが困難な場合は，子どものいる家庭，病院，児童福祉施設などへ派遣される特別支援学校の教員から指導を受けることができる．
- 高等学校には特別支援学級が設置されていないため，中学校の特別支援学級に在籍していた子どもは多くが特別支援学校へ進学する．

❹ 就学・復学支援の実際

- 早い時期から発達の特性に応じた育て方，接し方を親や周囲の人が知っておくようにすることが，人間関係をうまく築けない，学業が振るわないなどの二次的な問題の予防となる．問題が生じかけたときは迅速な対応が必要である．
- 障害があると診断を受けた子どもの保護者は動揺していることが多いので，保護者への心理的サポートも行う．
- 就学前の障害児の利用施設（主に児童発達支援事業をもつ通園施設）では，早い時期から1人ひとりの障害児の状況を十分理解した上で，集団療育のなかで子どもとかかわっている．就学に際しては，子どもが通園する施設と学校が連携をとり，障害特性についての情報共有を図ることが多い．連携をとる時期や情報共有の回数は地域によって異なる．
- 学校に対する支援では，教員を対象とした発達障害に関する研修を実施している．研修は児童発達支援事業をもつ施設のソーシャルワーカーが担っていることが多い．
- 就学先は前述した通り，保護者と関係機関で検討を重ねた末に決定する．しかし，発達障害の特性がある子どもは就学後に二次的な障害を負う可能性がある．たとえば，学校で人間関係がうまくいかないこと，学業が振るわないこと，本人のもつ不安の傾向や無気力の傾向が原因で不登校になることなどである．定期的な診察を通して，学校生活の状況を把握し，必要に応じて小児科や児童精神科との連携をとることが大切である．
- 学年が上がると学ぶ内容が変化し，授業で困難を感じ始めることがある．たとえば，発達性協調運動障害がみられる子どもでは，操作障害（コンパス，分度器，リコーダーを使いこなせない），書字の障害（定型枠内に字をおさめることができない）などがみられる．作業療法による訓練のほか，扱いやすい自助具や道具の活用（図2-4）などで対応する．
- 不慮の事故や疾病などで長期入院を要した後に，復学を検討しなければならないことがある．まず，入院前に在籍していた学校への復学を目指して評価を行い訓練を実施する．
- 復学に際しては学校を訪問し，本人の病状や状態について情報を共有する．次に環境の評価を行い，配慮が必要なところを指摘して対応策を協議する．運動機能障害がある場合には，動線，手すりの設置などの環境整備に関する事項だけでなく，移動教室や体育の着替えなど

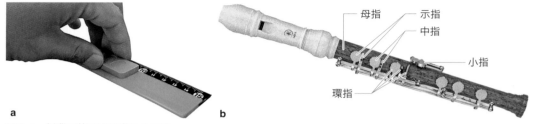

図 2-4　授業で使用する道具の工夫

a. 定規（Q スケール 15，ゴム Q 製）：形状の工夫により，定規が抑えやすく動かしやすい．また，視認性の高い白と黒が使われているため目盛りが見やすくなっている．

b. 片手リコーダー（YRS-900 L，ヤマハ製）：片手の操作で 8 つの穴それぞれをふさぐことができるような仕組みが備わっている．図は左手用ソプラノリコーダーであり，後方に母指でふさぐ穴がある．右手用やアルトリコーダーも販売されている．

で時間を要することなども学校に伝える．

- 復学後に学びをともにするクラスメイトには，いつどのように伝えるのかを学校側や保護者，場合によっては本人も含めて決めるとよい．
- 復学した後も学年が上がるに従って問題が顕在化することがあるので，フォローアップを行う．

❺ その他の留意点

- 医療的ケアを必要とする子どもがスクールバスに乗れないため，保護者が送迎していることがある．通学だけでなく，学校生活に付き添わなければならないこともあり，保護者の負担にも留意する．
- 座位が不安定な子どもに対しては，車載用座位保持いすもしくは学校用車いすを作製する．頚部が安定していてもヘッドサポートの追加などを学校側が求めることがあるので，これらの処方時には学校側に確認をしておく．

🗨 文献

- 文部科学省．https://www.mext.go.jp/
- 丸山啓史：障害児の学校教育―動向と課題．総合リハ 46：313-317，2018
- 小方朋子：インクルーシブ教育の国際的動向．湯浅恭正，他（編著）：よくわかるインクルーシブ教育．pp16-17，ミネルヴァ書房，2019
- 清田晃生：就学支援に必要な特別支援教育と合理的配慮の知識．MB Med Rehabil 237：1-6，2019
- 栗原まな：教育機関との連携づくりと復学支援．臨床リハ 24：885-892，2015

（吉川真理）

復職支援，一般就労支援

① 中途障害者の復職支援

- 復職支援に際しては，大きく分けて①休業の開始・休業中のケア，②医療機関における復職可能の診断書作成，③職場側の復職可否の判断，④復職の決定，⑤復職後のフォローアップ，の5つの段階がある.
- 中途障害者の一般就労支援に際して，それぞれのステップにおける現状と課題について述べる（図 2-5）.

▌ 休業の開始・休業中のケア

- 脳血管障害などの重度の障害が残る中途障害者では，職場や同僚に迷惑をかけたくないという思いもあって早期離職を考えることが多い. しかし，中途障害者が病前に一般企業などに就労していた場合は，入院治療で長期休業を要してもなるべく元の職場に復帰することを最優先にすべきである.
- 病気休暇については法整備は整っておらず，厚生労働省の調査では病気休暇制度を有する企業は全体の 25％程度である.
- 休業中は収入減に加えて高額な医療費の支払いもあり，各種ローンや子どもの教育費などを抱えている場合も多い. 中途障害者は休業開始の段階から支援が必要な状態にある. このような課題に対応する社会資源の利用に際しては制度が複雑で手続きもわかりにくい.
- 在院日数の大幅な短縮により，急性期の医療従事者は担当患者にかかわる時間が減り，長期予後を知る機会や復職支援にかかわる経験が少なくなった. 罹患直後の早期離職を避けるため，復職という重要な「社会での活動」にも配慮が必要である.
- 回復期の病院では，復職を目標とする ADL，手段的 ADL（IADL）の訓練を行う. 加えて，それぞれの職場業務に必要な身体能力や高次脳機能などの評価と訓練も行う.
- 退院後は，復職に向けた自己管理や安全の確保（通勤など）が可能かなどが課題となる. 現実的には生活期のリハビリテーション診療を実施している医療機関は少なく，復職支援を目的とするには内容が不十分なことが多い. 回復期からの一貫性のあるリハビリテーション診療の継続は大きな課題である.

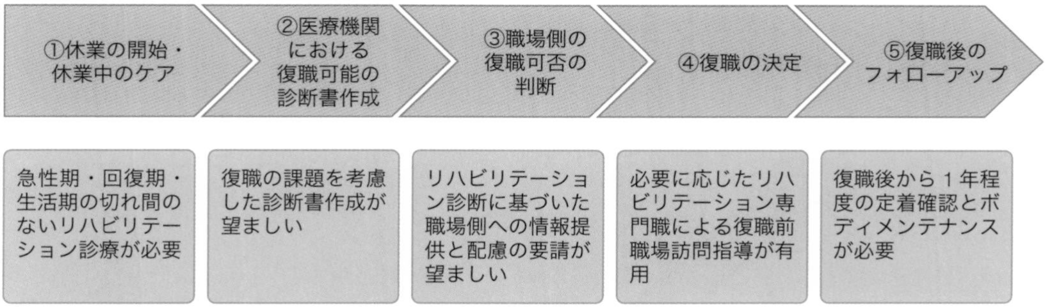

①休業の開始・休業中のケア	②医療機関における復職可能の診断書作成	③職場側の復職可否の判断	④復職の決定	⑤復職後のフォローアップ
急性期・回復期・生活期の切れ間のないリハビリテーション診療が必要	復職の課題を考慮した診断書作成が望ましい	リハビリテーション診断に基づいた職場側への情報提供と配慮の要請が望ましい	必要に応じたリハビリテーション専門職による復職前職場訪問指導が有用	復職後から1年程度の定着確認とボディメンテナンスが必要

図 2-5　**復職支援のステップとリハビリテーション支援の課題**

医療機関における復職可能の診断書作成

- 復職に際しては主治医の復職可能の診断書が必須となる．多くの場合，「復職可能，ただし軽作業とする」という簡単な記載か，患者の希望をそのまま列挙したものになっている．建設現場など軽作業にあたる業務がない場合は，実質的には復職は困難である．診療においては雇用に関する知識は乏しく，労使関係においては患者の不利益になることは記載しにくい．
- 診断書は業務の内容，勤務形態，通勤方法なども把握した上で，患者の作業能力などに関する評価結果を勘案しながら作成しなくてはならない．また，復職先の産業医と可能なかぎり連携をとる必要がある．実際の復職の可否を決定するのは事業者である．
- 中途障害者に対し，作業能力の評価とそれに見合う適切な配慮を考えることはリハビリテーション診療の役割であり，リハビリテーション科医やリハビリテーション専門職が復職支援にかかわることが求められる．

職場側の復職可否の判断

- 職場側が復職の可否を判断する根拠は主治医の診断書となるが，前述したように十分な内容が記載されているケースは少ない．後述する厚生労働省が 2016 年に公表した「事業場における治療と仕事の両立支援のためのガイドライン」（以下，両立支援ガイドライン）は復職の際に役立つガイドラインである．

復職の決定

- 中途障害者の状態が把握され，職場における安全配慮義務が遵守できる内容での復職プランが立てられ，復職が決定される．この過程は職場における労働契約に基づくもので，主治医が診断書に記載した通りになるものではない．

復職後のフォローアップ

- 中途障害者にとって復職がゴールではない．障害を受容していても，復職後に思い通りにいかないことからうつ状態になる場合もあり，フォローアップが必要である．また，軽度の運

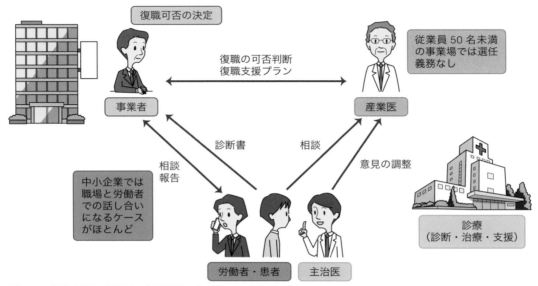

図 2-6　**復職支援と産業医・産業保健スタッフのかかわり**

動麻痺がある場合，軽作業でもオーバーワーク（オーバーユース）になる可能性があり，ストレッチングなど対処方法を指導する．

② 産業医学・保健との連携

- 労働安全衛生法は職場における労働者の安全と健康を確保すること，快適な職場環境を形成することを目的として定められている．この法律には復職（両立）支援の実践に必要な人材として安全管理者，衛生管理者，産業医などが選任されるよう定められており，障害のある労働者の労働時間の短縮，深夜業の回数減少措置，就業場所の変更などの具体的な措置も記されている．

- 産業医は労働安全衛生法や労働基準法に基づき，労働者が健康かつ安全に勤務できるようにサポートする目的で事業場に雇用される．健康診断の事後措置，職場巡視，安全衛生委員会への出席，従業員への面接や助言・指導などの業務を行うもので，従業員と事業所双方の利益を考慮する中立的な立場にある．

- 産業医や産業保健師などの産業保健スタッフが加われば復職（両立）支援に大きな力となる．しかし，従業員数が 50 名未満の事業場では産業医の選任義務はない．50 名未満の事業場に勤務している労働者数は労働者数全体の約 60％ を占めていることから現状では産業保健スタッフが十分に関与できていない．

- 2019 年に働き方改革関連法案として 10 年ぶりに労働基準法や労働安全衛生法が改正された．その概要は産業保健機能の強化である．

- 中途障害者の診療にあたっては，職場に産業医・産業保健師などが配置されているか確認する（図 2-6）．

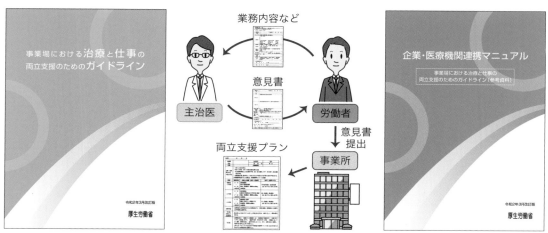

図 2-7　両立支援ガイドラインと連携マニュアル

〔https://www.mhlw.go.jp/content/11200000/000621298.pdf，https://www.mhlw.go.jp/content/11200000/000609405.pdf（いずれも 2020.12.17 アクセス）〕

③ 両立支援と両立支援コーディネーター

- 治療と職場との雇用の関係を両立して，治療を受けながらも働き続けられる社会づくりを目指すのが「治療と仕事の両立支援」である．働き方改革の一環として推進されており，両立支援ガイドラインの公表に続き，2018 年からこのガイドラインを運用するための「企業・医療機関連携マニュアル」が厚生労働省から公表され，随時改訂されている．
- ガイドラインやマニュアルでは両立を希望する労働者が事業所と一緒に作成した職業情報提供書を医療機関に提出し，主治医はこの情報を基に患者の病状と照らし合わせて事業所の産業医などに対し配慮に必要な医療情報を提供する．この主治医意見書を受けた事業所は可能な配慮を考えて復職プランを作成するとしている（図 2-7）．
- 中途障害者には復職に際して多くの課題がある．リハビリテーション診療では，産業医・産業保健スタッフとの連携が大切である．

文献
- 産業医学振興財団委託研究「中小規模事業場におけるメンタルヘルス対策の進め方に関する研究」：職場復帰支援マニュアル．
  https://www.zsisz.or.jp/images/pdf/fh22_02.pdf（2020.11.5 アクセス）
- 平成 28 年 12 月産業医制度の在り方に関する検討会：産業医制度の在り方に関する検討会報告書．
  https://www.mhlw.go.jp/file/05-Shingikai-11201000-Roudoukijunkyoku-Soumuka/0000165726.pdf（2020.11.5 アクセス）
- 厚生労働省：治療と仕事の両立について．
  https://www.mhlw.go.jp/stf/seisakunitsuite/bunya/0000115267.html（2020.11.5 アクセス）
- 働き方改革実行計画を踏まえた両立支援コーディネーターの養成について．平成 30 年 3 月 30 日都道府県労働局長あて厚生労働省労働基準局安全衛生部長通知．
  https://www.mhlw.go.jp/web/t_doc?dataId＝00tc3367＆dataType＝1＆pageNo＝1

（豊田章宏）

就労支援（訓練等給付）

① 概要

- 障害者が「社会での活動」として就労を果たすには，**心身機能・身体構造**である体力・作業持久性・認知機能・健康状態，**個人因子**である就労意欲，**環境因子**として家庭や職場などを考慮する必要がある．
- 就労支援では，就労の実現と就労の継続が求められる．就労後は就労を継続する努力と維持が重要である．最初の評価を的確に行い，上記の因子について支援すべきポイントを見極める．
- 進行性疾患などを除く中途障害では，回復期や生活期に就労準備に入る．
- 回復期でのリハビリテーション診療の後，すぐに就労が見込まれない場合，障害者総合支援法における訓練等給付で自立訓練が受けられる．
- 自立訓練には機能訓練（標準利用期間1年半）と生活訓練（標準利用期間2年）がある．
- 就労は，一般就労が望ましいが治療後に一般就労に移行できる障害者は少ないのが現実である（以下2020年度：民間企業雇用障害者数約57.8万人，公的機関のうち，国0.9万人，都道府県1.0万人，市町村3.1万人，独立行政法人など1.2万人）．
- 一般就労が困難な場合，障害福祉サービス訓練等給付を利用しながら労働することができる．その後，一般就労を目指すことも可能である．
- 障害者総合支援法における障害福祉サービス訓練等給付には，就労移行支援事業，就労継続支援事業（雇用型：A型，非雇用型：B型），就労定着支援事業（表2-5）がある．
- 障害福祉サービス訓練等給付から一般就労へ移行する場合は，障害者雇用促進法に基づき，ハローワークや地域障害者職業センターによる支援のほか，就労定着を目的に障害者就業・生活支援センターで就業面と生活面も含めた一体的な支援を受けることができる．
- 2019年現在の，障害福祉サービス訓練等給付を経た一般就労の状況を図2-8に示す．一般就労への移行者数は毎年増加しており，2018年度では，約2.0万人の障害者が一般企業へ就職している．2003年度を1.0とした場合，2018年度は15.5倍に増加している．

② 利用までの流れ

- 障害福祉サービス訓練等給付と障害者雇用の概要を図2-9に示す．
- 就労移行支援事業や就労継続支援B型事業を利用したい場合，いくつか事業所を見学し，利用希望の事業所が決まったら，住民票のある市町村の障害福祉担当窓口に利用申請を行う．

表 2-5 障害者総合支援法における障害福祉サービス訓練等給付

	事業内容	利用期間	対象者	その他
就労移行支援事業	**通常の事業所に雇用されることが可能と見込まれる者**に対して，①生産活動，職場体験などの活動機会の提供そのほか就労に必要な知識や能力向上のために必要な訓練，②求職活動に関する支援，③適性に応じた職場の開拓，④職場定着のための相談を行う．	2 年*1	企業への就労を希望するもの*2	事業所数 全国 2,999 か所 （2020 年 6 月） 利用者数 約 3.4 万人 （2020 年 6 月）
就労継続支援 A 型事業	通常の事業所に雇用されることが困難であり，**雇用契約に基づく就労が可能である者**に対して，雇用契約の締結などによる就労の機会の提供および生産活動の機会の提供，そのほかの就労に必要な知識および能力向上のための必要な訓練などの支援を行う．	制限なし	①就労移行支援事業を利用したが，企業などの雇用に結びつかなかった者*2 ②特別支援学校を卒業して就職活動を行ったが，企業などの雇用に結びつかなかった者*2 ③企業などを離職した者など就労経験がある者で，現に雇用関係の状態にない者*2	事業所数 全国 3,841 か所 （2020 年 6 月） 利用者数 約 7.3 万人 （2020 年 6 月） 平均工賃 月額 7 万 8,975 円 （2019 年度）
就労継続支援 B 型事業	通常の事業者に雇用されることが困難であり，**雇用契約に基づく就労が困難である者**に対して，就労の機会の提供および生産活動の機会の提供そのほかの就労に必要な知識および能力向上のために必要な訓練そのほかの必要な支援を行う．	制限なし	①就労の経験がある者であって，年齢や体力の面で一般企業に雇用されることが困難となったもの ② 50 歳以上に達している者または障害基礎年金 1 級受給者 ③①，②に該当せず，就労移行支援事業者などのアセスメントにより，本事業が適当と判断された者	事業所数 全国 1 万 3,403 か所 （2020 年 6 月） 利用者数 約 27.6 万人 （2020 年 6 月） 平均工賃 月額 1 万 6,369 円 （2019 年度）
就労定着支援事業 （2018 年 4 月開始）	就労の継続を図るために障害者を雇用した事業所，障害福祉サービス事業者，医療機関との連絡調整や障害者が雇用されることに伴い生じる日常生活または社会生活面の問題に関する相談，指導，助言そのほか必要な支援を行う．	3 年	就労移行支援，就労継続支援，生活介護，自立訓練の利用を経て一般就労に移行し，就労後 6 か月経過した障害者で，就労に伴う環境変化により生活面・就業面の課題が生じている者．	事業所数 全国 1,274 か所 （2020 年 6 月） 利用者数 11,775 人 （2020 年 6 月）

*1 市町村審議会の個別審議で必要性が認められた場合に限り，最大 1 年間の更新可能．
*2 2018 年 4 月から 65 歳以上のものも要件を満たせば利用可能．
〔厚生労働省：就労支援体系の在り方に関するワーキンググループ 関係資料．https://www.mhlw.go.jp/content/12401000/000735454.pdf（2021.2.12 アクセス）より一部改変〕

- 利用希望者は，指定特定相談支援事業所に，利用計画案提出依頼書を提出し，当該事業所は市町村にサービス等利用計画案を提出する．
- 利用希望の事業所から，個別支援計画書を受け取った市町村は，認定審査を経て支給決定を行い，利用希望者に対し受給者証の交付を行う．利用希望者は事業所とサービス契約を行い，利用開始となる．

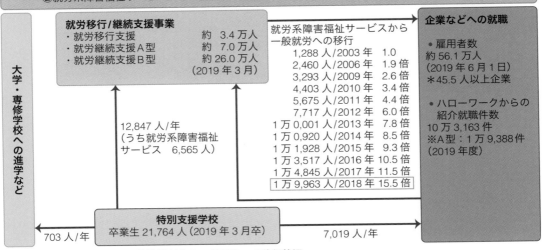

図 2-8　**障害福祉サービス訓練等給付から一般就労への移行状況**

障害者総数約 964 万人中，18〜64 歳の在宅者数約 377 万人（内訳：身体 101.3 万人，知的 58.0 万人，精神 217.2 万人）
〔厚生労働省：障害者雇用・福祉施策の現状について．https://www.mhlw.go.jp/content/12401000/000709043.pdf（2021.2.12 アクセス）より一部改変〕

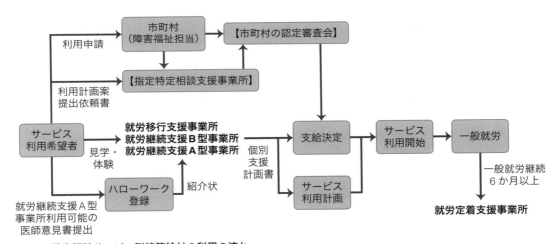

図 2-9　**障害福祉サービス訓練等給付の利用の流れ**

- 就労継続支援 A 型事業の利用を希望する場合，就労可能であるという医師の診断書をハローワークに提出し，求人登録を行う．
- ハローワークから紹介状を受け取り，利用希望する事業所の面接を受け，就職が決まったら，住民票のある市町村の障害福祉担当窓口に利用申請を行う．その後の手続きは就労移行支援事業や就労継続支援 B 型事業と同様である．
- 就労移行支援事業などを経て一般就労後，6 か月を経て就労定着支援事業を希望する場合，他のサービスと同様の手続きとなる．

❸ 就労移行支援事業

▎概要

- 利用期間は 2 年で，事業所によって訓練プログラム内容は異なるが，通所開始から就労定着まで個人のペースに合わせて計画的に訓練が進められる．
- 通所開始時は週 1 日から開始し生活リズムを整える．その後，週 4〜5 日に通所回数を増やし，就労へ向けた体力づくりや，コミュニケーション，ビジネスマナー，就労スキルを習得する．
- 施設外での訓練や実習を行い適性の把握が行われる．その後は就職活動に入り，履歴書の書き方指導，面接実習などが行われる．
- 就労移行支援事業所は，この時期になると面接の同行や主治医・関係機関との連携を行い就職に向けて支援する．
- 就職した後，就労定着のため事業所は関係機関や企業などに対して，包括的な支援を行う．また，利用者に対して，ヒアリングを行い不安解消に努める．また，通院している病院や関係機関との定期的な情報交換を行う．
- 事業所によっては工賃（賃金）が支払われることもある．

▎訓練内容

- ラジオ体操，あいさつ，3 分間スピーチ，個人面談（担任とその週の目標・活動方針を話し合う），パソコン訓練，軽作業，SST（social skills training），就職相談などを行う．
- パソコン訓練は個人のスキルや目標に合わせて，タイピング，汎用ソフトウェアの使用実習，その他興味のある項目について実施される．
- 就職相談では，自己分析，履歴書・職務経歴書作成，面接の練習などを扱う．

❹ 就労継続支援 A 型事業

▎概要

- 利用にあたっては，最低賃金での雇用契約を結ぶことが原則である．
- 雇用や賃金が保証されているため，就労可能であるという医師の判断と仕事内容に見合った最低限の能力や体力が必要になる．
- 仕事内容や就業時間は事業所により異なるため，見学の際に確認が必要である．実習可能な事業所もあり，雇用契約を結ぶ前に体験利用をすすめる．
- 市場で流通する商品の生産やサービスを提供する事業所では，一般就労に近い技能や知識を習得することが可能である．
- 工賃は 2019 年度全国平均 7 万 8,975 円/月である．

表 2-6　職業準備訓練で身につける目標

健康管理	体調管理，食事栄養管理
日常生活管理	基本的な生活リズム，金銭管理，余暇の過ごし方，移動能力
対人技能	感情コントロール，挨拶・謝罪の仕方
基本的労働習慣	身だしなみ，報告・連絡・相談，服務遵守，就労体力
職業適性	職務への適性，職務遂行に必要な知識・技能

▌訓練内容

- 安定した就労を行うため，職業準備訓練を行う（表 2-6）.
- 仕事内容は，機械製造業，クリーニング業，印刷業，配食サービス，飲食店での厨房作業や給仕作業，販売店の接客・販売・品出し，パソコンによるデータ入力，商品の袋詰め，工場での部品加工など多種多様である.

❺ 就労継続支援 B 型事業

▌概要

- 就労継続支援 B 型事業は雇用契約を結ばないため，自分の障害やペースに合わせて働くことができる.働く場と居場所の両面をもち社会的孤立を防ぐ役割が強い.
- 年齢制限がないため高齢障害者でも利用可能である.
- 2019 年度の全国平均工賃は 1 万 6,369 円/月であるが，勤務する日数や時間の個人差が大きいため収入差がある.
- 利用者の送迎サービスをしている事業所が多い.

▌作業内容

- 作業内容は，ボールペンの組み立て，商品の袋詰め・値付け，パン・焼き菓子製造，軽度な農作業，石鹸づくり，革細工，ズボンの糸切，シートの消毒，お茶の箱折り・箱詰め・包装，アメニティーグッズの袋詰めなどがある.

❻ 就労定着支援事業

▌概要

- 就労という新しい環境に対する挑戦や生活スタイルの変化によるストレスは，離職につながりやすい.
- 就労そのものに対する支援を行うだけではなく，主に就労を継続していくために生じる生活上の問題などに対しても支援を行う.

- 利用期間は最長3年である．就労先で働き続けるための土台づくりの給付（サービス）であるため，1年ごとに支給決定期間を更新することになっており，継続して利用することで効率的な支援が得られる．
- 就労定着支援事業所は，一般就労へ移行した障害者が就労を継続できるよう指導や助言を行い，事業者や家族との連絡や調整を担当する．

▌支援内容

- 障害者からの相談を受け，本人の抱えている問題点を明らかにする．
- 勤務先の事業所，一般就労に移行するまで属していた就労移行支援事業所，利用期間の制限のない障害者就業・生活支援センターなどと連絡をとり問題点に関する支援を行う．
- 本人にとって配慮してほしい点などを就労定着支援事業所から勤務先の事業所に助言してもらい，就労の定着を図る．

🔵 文献
- 厚生労働省：令和元年 障害者雇用状況の集計結果．
https://www.mhlw.go.jp/stf/newpage_08594.html（2020.11.5 アクセス）
- 厚生労働省：障害者の就労支援対策の状況．
https://www.mhlw.go.jp/stf/seisakunitsuite/bunya/hukushi_kaigo/shougaishahukushi/service/shurou.html（2020.11.5 アクセス）
- 厚生労働省：障害者の就労支援体系の在り方に関するワーキンググループ．
https://www.mhlw.go.jp/stf/newpage_15534.html（2021.2.12 アクセス）

（永吉美砂子・下濱和義）

コラム：ユニバーサルデザイン

- ユニバーサルデザインは，1985年に米国の建築家 Ronald L. Mace により提唱された概念である．
- できるだけ多くの人が利用できるように，設備や製品などをデザインし実現することを指す．
- バリアフリーが障害者や高齢者を対象にし，障害を取り除くのに特別な費用がかかるのに対し，ユニバーサルデザインは，特別な費用をかけず，すべての人を対象とし，年齢や能力にかかわらず利用できる．
- たとえば，センサーつきの自動ドアでは，車いすや杖を使用している障害者も，荷物を抱えている健常者もセンサーの近くに行くだけで利用できる．
- ユニバーサルデザインの概念は，建設や建築のみにとどまらず，さまざまな分野で取り入れられている．多様な色覚に配慮し，多くの人に使いやすくしたデザイン（カラーユニバーサルデザイン），嚥下障害などの有無にかかわらず食べやすい食品（ユニバーサルデザインフード）などがある．

（德永美月）

障害者の職場適応

① 概要

- 障害に基づく差別の明確かつ包括的な禁止を確立するための法律である「障害者差別解消法」では，身体障害および精神障害，知的障害のある労働者に対して合理的配慮を行うことを事業者に求めている．合理的配慮とは職場内の施設を障害者も容易に使用できるようにすること，仕事の再編成を行うこと，短時間勤務または勤務予定表の修正をすることなどである．
- 障害者の職場適応について，「障害者雇用促進法」に関連する「障害者雇用対策基本方針」（2018 年）が参考となる．事業主が行うべき雇用管理に関する指針が示されており，障害者の雇用の促進およびその職業の安定を図ることが目的となっている．
- 事業者が行うべき雇用管理に関して指針となる基本的な留意事項として，表 2-7 の 7 項目があり，特に「⑥職場の理解」が重要である．

② 障害者の適正配置

- 事業者が行うべきことについて以下に列記する．
- 障害者個々の能力が十分に発揮できるよう，障害の種類および程度を勘案した職域を開発することにより積極的な採用を図る．そして，必要に応じて職場環境の改善を図りつつ，障害者個々の適性と能力を考慮した配置を行う．
- 障害者は職場環境や職務内容に慣れるまで，より多くの日時を必要とするため，十分な教育訓練の期間を設ける．技術革新などにより職務内容が変化することに対応して障害者の雇用の継続が可能となるよう，能力向上のための教育訓練も実施する．
- 個々の能力向上や職務遂行の状況を適切に把握し，能力，適性，希望を勘案してキャリア形成にも配慮した適正な処遇に努める．
- 障害の種類および程度に応じた安全管理を実施するとともに，職場内の安全を図るために随時点検を行う．法律上定められた健康診断の実施はもとより，障害の特性に配慮した労働時間の管理など，障害の種類および程度に応じた健康管理を行う．
- 障害者の職業の安定を図るためには雇用の継続が重要であり，障害による課題を把握し，適正な雇用管理を行うことにより職場への定着を図る．法に基づき企業が選任するとされている障害者雇用推進者や障害者職業生活相談員については，雇用する労働者のなかからその業務に適したものを選任し，障害者就業・生活支援センターと連携しつつ生活面も含めた相談支援を行う．社内での配置も含め職場適応援助者（ジョブコーチ）を活用することや障害者

表 2-7　事業者が行うべき雇用管理指針と基本的な留意事項

①採用および配置
②教育訓練の実施
③処遇
④安全・健康の確保
⑤職場定着の推進
⑥障害および障害者についての職場全体での理解の促進
⑦障害者の人権の擁護，障害者差別禁止および合理的配慮の提供

（障害者雇用対策基本方針より）

表 2-8　職業リハビリテーションの効果的な実施を図るための基本事項

①障害の種類および程度に応じたきめ細かな支援技法などの開発，推進
②きめ細かな支援が必要な障害者に対する職業リハビリテーションの推進
③職業能力開発の推進
④実施体制の整備
⑤専門的知識を有する人材の育成
⑥進展する IT の積極的活用

（障害者雇用対策基本方針より）

が働いている職場内において関係者によるチームを設置することにより障害者の職場定着を推進する．

- 障害者が職場に適応し，有する能力を最大限に発揮することができるよう，職場内の意識啓発を通じ，事業者自身はもとより職場全体で障害および障害者についての理解を促進する．
- 身体障害者については，障害の種類および程度が多岐にわたることを踏まえ，職場環境の改善を図る．特に肢体不自由者については，通勤や職場内における移動ができるだけ容易になるよう配慮するとともに，職務内容，勤務条件などが身体的に過重なものとならないよう留意する．障害による影響を補完する設備などの整備も求められる．
- 障害者の就労意欲が高まるなかで，就労を希望する障害者の障害種別は多様化しており，それに呼応して障害者や事業者の職業リハビリテーションに対する需要も多様化，複雑化している．このなかで福祉，教育，医療などの関係機関と連携しながら障害の種別および程度に応じた職業リハビリテーションの措置を総合的かつ効果的に実施し，障害者の職業的自立を進めていく．
- 職業リハビリテーションの効果的な実施には，表 2-8 にあげた 6 項目に留意する．
- 医療者側と事業者側の連携に関する課題として，業務に関して医療者側が就労可能な作業として「軽作業」を指定しても，事業者が想定する軽作業は一律ではないことがあげられる．業務については産業医が職場巡視などに絡めて的確に把握する必要がある．職場の管理者から業務の詳細を聴取し，障害者が作業することが可能かどうか，想定されるリスクも含めて判断する．

③ 障害管理

- 就労障害者の加齢性変化，すなわち加齢に伴って障害が悪化する可能性を念頭におく必要がある．30 歳以上の障害者を雇用している事業所調査では，約 3 割の事業所で障害者に加齢に伴う作業能力の低下がみられることが報告されている[1]．
- 障害者側の自覚としては，視機能の低下，夜勤や残業などのきつさ，記憶力・理解力の低下，下肢機能の低下などが多かった．
- 就労継続のため職場に希望する配慮事項として，出勤日数や休暇への配慮，作業環境の改善，仕事内容の調整，1 日の労働時間短縮があげられた．

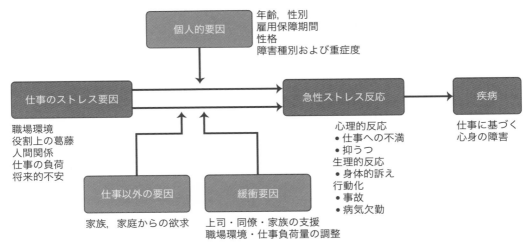

図 2-10　**NIOSH（米国立労働安全衛生研究所）職業性ストレスモデル**

- 障害者の加齢に伴う職業能力への影響は，業種や作業内容によっても異なる．その他，身体・精神機能の変化の程度，障害特性なども注意すべき点である．

④ 健康管理

- 法律上定められた健康診断の実施はもとより，障害の特性に配慮した労働時間の管理など，障害の種類および程度に応じた健康管理を実施する．
- 心臓機能障害者，腎臓機能障害者などの内部障害者については，職務内容，勤務条件などが過重にならないように配慮するとともに，必要に応じて医療機関とも連携し職場における健康管理のための体制を整備する．
- 具体的には，メンタルヘルス対策，健康診断などによる障害の早期把握，必要な職業訓練，職務の再設計などに取り組む．
- 職場では配置転換などの配慮，通院・服薬管理などの医療上の配慮，疲労に応じての休暇や短時間勤務などの配慮がなされている．個別的な対応が必要となることが少なからずあるため，その業務の担当者を配置している企業もある．
- 現状は上記のことに対して十分ではない事業者が多く，障害者は，仕事が続けられるかどうか，障害が重度化するのではないかという不安を抱えている．
- 米国立労働安全衛生研究所（National Institute for Occupational Safety and Health；NIOSH）の職業性ストレスモデル（図 2-10）では，障害者は，職場環境，仕事の負荷，将来的不安から仕事のストレス要因を抱えやすく，個人的要因としてもストレスを増加させる傾向があるため急性ストレス反応に陥りやすいと考えられる．心身の障害に至る前に上司・同僚・家族の支援，職場環境の調整，仕事負荷量の調整を行う．
- 個々について課題や問題点に対して対策を立てた上で定期的にフォローアップしていく体制が重要である．

⬤ 文献
1) 小畑宣子，他：障害者の加齢に伴う職業能力の変化に関する実態調査報告書　障害者の加齢に伴う職業能力の変化と対策に関する実証的研究報告書 1．障害者職業総合センター研究部門．https://www.nivr.jeed.go.jp/research/report/houkoku/houkoku31.html
・　障害者雇用対策方針（平成 30 年 3 月 30 日）．https://www.mhlw.go.jp/web/t_doc？dataId＝00010860＆dataType＝0＆pageNo＝1（2020.11.5 アクセス）
・　伊藤英明，他：就労障害者の健康管理．総合リハ 43：511-516，2015
・　伊藤英明，他：産業保健における中途障害者の職場復帰．MB Med Rehabil 152：21-26，2012

（伊藤英明）

コラム：両立支援コーディネーター

- 両立支援コーディネーターとは，患者が治療を受けながら働き続けられるように，患者の思いを傾聴し，医療機関や職場との情報共有を円滑に進め，両立の目標に近づくよう支援する者である．
- 労働者健康安全機構では厚生労働省の両立支援コーディネーター養成プログラムに基づいて 2017 年から一般向けに養成研修を実施しており，2020 年度末までに 4,129 名の受講生に修了証を発行している．求められているコーディネーター像はあくまで患者の自立を支援する者であり，復職請負人や復職代理人をイメージしたものではない（図）．

（豊田章宏）

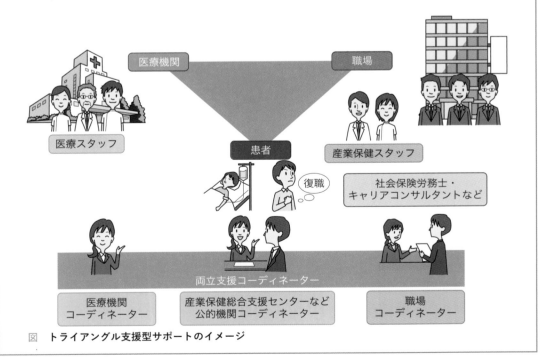

図　トライアングル支援型サポートのイメージ

自動車運転再開の手順

1 自動車運転と「社会での活動」

- 脳血管障害，神経・筋疾患，外傷性脳損傷，脊髄損傷，切断などにより障害を生じた患者が就労や復職に際して自動車運転再開を望むことが多い．自動車運転を再開できれば「社会での活動」が拡大し，就職活動への意欲が湧き，患者の気持ちは前向きになる．
- 運転再開にあたっては包括的自動車運転評価が重視される．疾病の把握，身体機能評価，高次脳機能評価，運転シミュレーターを用いた評価などの医療機関での評価，自動車学校による構内や公道の実車での評価からなる．

2 自動車運転再開の手順

▌運転免許に関する要件の確認

- 道路交通法第 103 条では免許の取消し・停止の病気を定めており，警察庁丁運発第 109 号のなかの「一定の病気に係る免許の可否等の運用基準」（表 2-9）を参考に，拒否・保留，免許取消し・停止の対象でないことを確認する．リハビリテーション診療で遭遇する機会が多い症候性てんかん，糖尿病患者の低血糖，うつ病，重度の眠気の症状を呈する睡眠障害，脳血管障害，認知症について運転の可否に関するポイントを表 2-10 に示す．

▌身体機能の確認

- 身体機能に関しては，普通免許の適性試験合格基準（道路交通法施行規則第 23 条）を満たしていることが前提である．
- 視覚機能は，脳血管障害，外傷性脳損傷，視神経脊髄炎などでは視力や視野の程度の確認が必要である．両眼で 0.7 以上，片眼で 0.3 以上が必須である．片眼で 0.3 未満の場合，他眼の視野が左右 150° 以上，視力が 0.7 以上保たれていることが必要になる．半側空間無視や同名半盲では基準を満たしてしまうことも多いため，個別に運転再開・保留を判断することが求められる．
- 運動機能は，脳血管障害，神経・筋疾患，外傷性脳損傷，脊髄損傷，切断患者などで問題となり，ハンドルやペダル操作に関する評価は重要である．また，麻痺や感覚障害の程度により，運転は可能か，運転補助装置が必要か，左下肢でのペダル操作への改造が必要かなどを

表2-9　一定の病気に係る免許の可否等の運用基準

1. 統合失調症
2. てんかん
3. 再発性の失神
　1）反射性（神経調節性）失神
　2）不整脈を原因とする失神
　3）その他特定の原因による失神（起立性低血圧等）
4. 無自覚性の低血糖症
　1）薬剤性低血糖症
　2）その他の低血糖（腫瘍性疾患，内分泌疾患，肝疾患，インスリン自己免疫症候群等）
5. そううつ病
6. 重度の眠気の症状を呈する睡眠障害
7. その他精神障害（急性一過性精神病性障害，持続性妄想性障害等）
8. 脳卒中（脳梗塞，脳出血，くも膜下出血，一過性脳虚血発作等）
9. 認知症
10. アルコールの中毒者

（警察庁丁運発第109号より）

表2-10　免許取消しとなる可能性のある疾患とそのポイント

疾患	ポイント
症候性てんかん	最低2年間の無発作の確認の上，医師の判断のもとに運転が許可される．発作を生じたことがなくても，以下の場合は運転再開時期を慎重に検討する． ・皮質を含む大きな病変　・手術を要した患者
糖尿病患者の低血糖	無自覚性の低血糖症は運転免許の取消しまたは停止となる．意識消失の前兆を自覚し，意識消失の防止措置ができれば許可する．運転時の低血糖対策指導，低血糖時の自動車停止の指導を行う．
うつ病	「安全な運転に必要な能力を欠くこととなるおそれのある症状を呈していない」場合を除き運転免許の取消しまたは停止となる．内服薬などで抑うつ症状がある程度改善していれば通常の評価で判断する．
重度の眠気の症状を呈する睡眠障害（睡眠時無呼吸症候群）	持続的陽圧呼吸治療により「重度の眠気が生じるおそれがない」状態を確認できなければ，運転免許は取消しまたは停止となる．
脳血管障害	慢性化した症状については「　」内の規定に従う． ・運動障害（麻痺），視覚障害（視力障害等），聴覚障害は「身体の障害」 ・見当識障害，記憶障害，判断障害，注意機能障害は「認知症」
認知症	以下の4大認知症の場合，運転免許は取消しまたは停止となる． ・Alzheimer型認知症　・血管性認知症 ・前頭側頭型認知症（Pick病）　・Lewy小体型認知症

検討する．「四肢を全廃しておらず，腰かけることができる」「安全な運転に支障を及ぼすおそれがない」と認められることが条件で，運転補助装置や操作部の改造を加えることで多くの場合は基準を満たす．

高次脳機能の確認

・運転には知的機能が保持されていることが前提である．注意機能，視空間認知機能，言語機能，遂行機能，記憶機能，病識，運転能力の自覚，感情コントロールなどさまざまな機能が必要である．なかでも注意機能の障害は視覚探索を低下させることで情報処理速度低下や反応時間遅延をきたし，運転の各場面に影響する．視空間認知機能の障害は，走行位置や車間

表 2-11 **医療機関で実施可能な運転適性評価**

機能	評価法
知能検査	MMSE，MoCA-J，WAIS の絵画配列・行列推理
記憶検査	WMS-R，S-PA，RBMT
注意機能検査	TMT，SDMT，WAIS の符号，PASAT，Visual Cancellation Task CPT，仮名ひろいテスト
反応時間検査	複雑（選択）反応時間，単純反応時間
視覚構成能力・視空間認知機能検査	ROCF，コース立方体組み合わせテスト，WAIS の積木模様，時計描画，Cube copy，BIT
視覚機能検査	UFOV 検査，視力・動体視力，視覚コントラスト感度，視野
その他	SDSA，迷路テスト，FIM，SIS [脳卒中]，CDR [認知症]，Hoehn & Yahr の重症度分類 [Parkinson 病]

MMSE：mini-mental state examination，MoCA-J：Japanese translation of the Montreal cognitive assessment，WAIS：Wechsler adult intelligence scale，WMS-R：Wechsler memory scale-revised，S-PA：standard verbal paired-associate learning test，RBMT：Rivermead behavioural memory test，TMT：trail making test，SDMT：symbol digit modalities test，PASAT：paced auditory serial addition task，CPT：continuous performance test，ROCF：Rey-Osterrieth complex figure test，BIT：behavioural inattention test，UFOV：useful field of view，SDSA：stroke drivers' screening assessment，FIM：functional independence measure，SIS：stroke impact scale，CDR：clinical dementia rating
（加藤徳明：自動車運転．総合リハ 48：1211-1215，2020 の表を改変）

距離，速度や方向の把握などに影響する．
- 脳血管障害，外傷性脳損傷では神経心理学的検査などを行い，高次脳機能に障害がないことを確認する．病識や運転能力低下の自覚については，日常生活や社会生活に関する家族からの情報や診察が必要である．易怒性や焦燥感を抱く結果，対人関係が良好に保てない患者は，運転は控えるべきである．
- 運転適性判定に有効とされる医療機関で実施可能な評価を機能別に表 2-11 にまとめた．各検査は健常者の年齢平均±2 標準偏差内を基準にする考えがある．ただし数値のみでなく行動面も含め総合的に判断すべきである．
- trail making test（TMT），Rey-Osterrieth の複雑図形（ROCF）は脳血管障害，外傷性脳損傷，Parkinson 病で有効性が報告されている．SDSA（stroke drivers' screening assessment）は上記疾患に加え，多発性硬化症でも有効であるとされ，日本語版もつくられ国内でも普及しつつある．
- 半側空間無視が明らかであれば，無視側を見落とすため運転は危険である．運転再開には行動性無視検査（behavioural inattention test；BIT）日本版通常検査の 6 つの下位検査においてカットオフ値以上であることが望ましく，1 つでもカットオフ値以下で半側空間無視が疑われれば，運転再開を保留する．カットオフ値以上であっても所要時間の延長，生活・行動面で半側空間無視の出現，視覚消去現象を認める場合は運転再開を保留する．
- 失語症では，障害が軽度でも言語がかかわる検査（MMSE，TMT-B など）の結果の解釈が難しくなるため，非言語的な検査（ROCF，visual cancellation task の図形課題，continuous performance test など）を用いる．

運転シミュレーターでの評価，実車での評価

- 医療機関や自動車学校で行われる．
- 簡便な運転シミュレーターが開発されており，実施している医療機関が増えた．安全に危険場面を設定でき，簡便に行えるという経済的な利点もある．
- 実車評価は，運転シミュレーターを含めた医療機関の評価が境界領域の患者，失語症のため検査結果の解釈が難しい患者，麻痺などのため改造が必要な患者などに実施する．危険性を排除するため，医療機関で許可が出た場合に実施することが望ましく，障害が軽度で神経心理学的検査の成績がほぼ正常であれば省略してもよい．
- 実車での評価を実施できない自動車学校は多い．また，すでに免許停止を受けている場合や診断書が未提出の場合は実施できない自治体もあり確認が必要である．さらに，実車での評価は教習員の主観に左右されやすく，判定内容や基準は統一されてないことが課題である．

③ 運転再開に際して

警察（公安委員会）への相談

- 医療機関（もしくは自動車学校の両方）が「運転再開可能」と判定すれば，警察の安全運転相談窓口（運転免許センターなど：全国統一相談ダイヤル #8080）に連絡するようすすめる．
- 医師の診断書が必要であれば提出し，臨時適性検査において運転が可能かまた条件が必要かどうか判断を受ける．
- 許可が出れば条件に従い，慣れた道路を日中に同乗者を乗せて運転を再開し，徐々に距離を延ばすなど慎重に運転を再開するように指導する．

自動車改造

- 身体障害により改造や運転補助装置が必要であると判断されれば，自動車販売店，専門の改造業者などに新車購入前や改造前に相談する．
- 各自治体には，運転補助装置や改造費の助成制度や当該機器に関する税金（消費税，自動車税など）の減免があるため確認するよう指導する．
- 右片麻痺患者では左手のみのハンドル操作とウィンカー操作，左下肢でのブレーキ・アクセルのペダル操作が必要となるため，改造を要する部分が多い．
- 左片麻痺患者の場合，右手のみのハンドル操作に加え，右手でのシフトレバーやパーキングブレーキの操作の可否について確認する．
- 感覚障害や切断の場合，機能する四肢を活用した自動車改造を行う．
- 脊髄損傷などで下肢操作が困難な場合は，左手でアクセル・ブレーキ操作，右手でハンドル操作を行い両上肢で運転できるように改造を行う．片手でハンドル操作をする場合，旋回装置（ステアリンググリップ）の使用が有用である．
- 自動車改造後は可能なかぎり自動車学校で操作訓練を実施し，習熟した後に運転を再開するよう指導する．

④ 復職・就労に際して

- 運転再開の許可が出れば，夜間や長距離など悪条件でない限り，通勤での運転は可能である．
- 仕事での運転業務に関しては，業務の形態や内容，運転する距離や時間帯もかかわるため，診察のなかでは判断が困難である．就労時の医学的な注意点と普通免許の運転再開のポイントを踏まえた上で，必要な能力や技術，作業内容をよく知る事業者側の判断となる．運転業務は短時間・短距離から再開するなど段階的な復帰が理想であり，事業者側の理解・配慮が重要となる．患者と事業者側が協議し，夜間業務（運転）をしないなど体力や健康に配慮した勤務体制も重要である．
- リハビリテーション診療では産業医や産業保健スタッフと連携し，運転する能力が十分にありながら制限してしまうことがないように，支援する必要がある．
- 第二種免許（乗客・旅客を運ぶ目的で運転するタクシーやバスなど）の運転は禁止されている疾病があるため確認が必要である．たとえば，てんかん患者は投薬なしで過去5年間発作がなく今後も再発のおそれがないと判断される必要がある．植え込み型除細動器や両室ペーシング機能付き植え込み除細動器による心臓再同期療法患者は，第二種免許のほか大型免許に基づく運転は禁止されている．失語症患者は口頭命令に従うこと，語を列挙することが不可能であれば，他者との円滑なコミュニケーションが困難になるので，第二種免許の適性はないと考えられる．

⑤ 運転再開のための訓練

- 評価の結果，不安要素がある場合には運転再開は「保留」とし，3～6か月程度期間をあけて回復を待って再評価する．年齢や発症（受傷）からの期間により，運転中止を促すこともある．明らかに危険であり改善が見込めない患者が指導に従わず運転を継続している場合は，公安委員会に届け出ることが可能である．
- 運転再開のための訓練には，認知訓練，運転シミュレーター訓練，路上訓練がある．脳血管障害を対象とした4つの無作為化比較試験のレビューでは，認知訓練は十分なエビデンスが得られなかったが，運転シミュレーター訓練は有効性が示された[1]．さまざまな環境設定ができる運転シミュレーターによる訓練は有用と考えられる．
- 就労を前提とした運転シミュレーターを用いた市街地走行訓練がある（図2-11）．たとえば，タクシー運転者では，会話をしながらの運転，夜間や雨・霧の場面設定での運転，比較的長い時間の運転などである．
- 路上訓練に関しては，道路交通法第66条に「過労，病気，薬物の影響その他の理由により，正常な運転ができないおそれがある状態で車両等を運転してはならない」とされている．そのため，公道で訓練することは法律に抵触する可能性があり注意が必要である．

🔲 文献
1) George S, et al：Rehabilitation for improving automobile driving after stroke. Cochrane Database Syst Rev 25：CD008357，2014
・ 蜂須賀研二：自動車運転再開の指針と判断基準案．蜂須賀研二（編著）：高次脳機能障害者の自動車運転

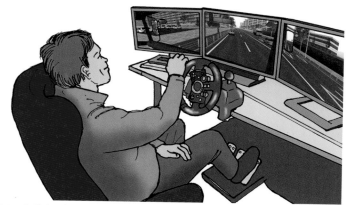

図 2-11　自動車運転シミュレーター

再開とリハビリテーション 2．pp103-108，金芳堂，2015
- 警察庁：一定の病気等に係る運転免許関係事務に関する運用上の留意事項について．https://www.npa.go.jp/laws/notification/koutuu/menkyo/menkyo20170731_109.pdf（2020.11.5 アクセス）
- e-Gov 法令検索：道路交通法施行規則第 23 条．https://elaws.e-gov.go.jp/search/elawsSearch/elaws_search/lsg0500/detail？lawId＝335M50000002060#478（2020.11.5 アクセス）
- 加藤徳明：自動車運転．総合リハ 48：1211-1215，2020
- 警察庁：安全運転相談窓口（旧運転適性相談窓口）について．https://www.npa.go.jp/policies/application/license_renewal/conferennce_out_line.html（2020.11.5 アクセス）
- 国税庁：身体障害者用物品に該当する自動車．https://www.nta.go.jp/m/taxanswer/6214.htm（2020.11.5 アクセス）

（加藤徳明）

障害者とスポーツ

歴史と意義

❶ 障害者のスポーツ，障がい者スポーツ組織の歴史

▌世界における障害者のスポーツ

- 障害のある人々が自ら組織をつくり自発的にスポーツ活動を始めたのは19世紀といわれている．
- 国際的な障害者の初のスポーツ大会は，1924年に国際ろう者スポーツ連盟がフランスのパリで開催した第1回国際ろう者スポーツ競技大会（現在のデフリンピック）であった．
- 現在のパラリンピックの原点である障がい者スポーツ（障害者とスポーツを1つの単語とする場合は障がい者スポーツと表記する）は脊髄損傷者に対するリハビリテーション治療の一環として第二次世界大戦後に誕生した．
- 第二次世界大戦による戦傷者，なかでも脊髄損傷者に対する医療を目的として英国のロンドン郊外にあった Stoke Mandeville 病院に脊髄損傷科（spinal unit）が創設された．その初代科長であった整形外科医の Sir Ludwig Guttman は脊髄損傷となった患者に対して，"It's ability, not disability, that counts."（失われたものを数えるな．残っているものを最大限に活かせ）と述べスポーツをすすめた．
- 1948年ロンドンオリンピックの開会式当日に院内で Stoke Mandeville 車いす競技大会として16名の脊髄損傷者によるアーチェリーの大会が開催された．これがパラリンピックの原点とされている．
- この大会は以降毎年開催されるようになり，1952年にはオランダの選手も参加することで130名が参加する国際競技会となり，第1回国際 Stoke Mandeville 車いす競技大会と呼称された．
- その後大会が発展し，1960年のローマオリンピックからオリンピック開催年に，その開催都市で国際 Stoke Mandeville 車いす競技大会を開催することとなった．

▌日本における障害者のスポーツ

- 日本における障害者のスポーツの歴史は中村　裕医師の活躍で始まった（図3-1）．
- 1960年に中村（当時国立別府病院整形外科科長）は，Stoke Mandeville 病院に留学し，Sir Guttman からリハビリテーション治療にスポーツを取り入れて社会復帰を目指す方法を学び帰国した．英国での経験をもとに中村は1961年に身体障害者の体育大会を開催した．

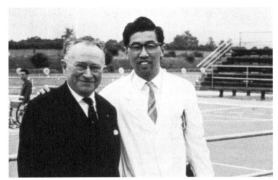

図 3-1　**Sir Ludwig Guttman（左）と中村 裕医師（右）**
（社会福祉法人太陽の家より提供）

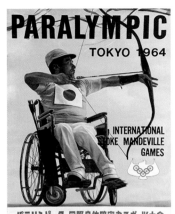

図 3-2　**1964 年の東京パラリン
ピックのポスター**
（日本障がい者スポーツ協会より）

- 1964 年，東京オリンピックの開催に合わせて，日本で身体障害者スポーツ大会が開催されることとなった．当初，日本はすべての障害者が参加するスポーツ大会を目指していたが，国際 Stoke Mandeville 車いす競技大会の名称にこだわりのあった Sir Guttman は脊髄損傷者以外の参加を認めなかった．そのため，1964 年 11 月 8 日から 5 日間，第 1 部として脊髄損傷者による第 13 回国際 Stoke Mandeville 車いす競技大会がオリンピック選手の練習場であった織田フィールドで開催された．参加選手は 21 か国から 378 名で，日本からは 53 名が参加した．その後第 2 部として，日本と西ドイツの選手が参加して「すべての身体障害者の参加するスポーツ大会」が開催された．
- 東京大会の成功を受け，1965 年に日本身体障害者スポーツ協会（現，日本障がい者スポーツ協会）が設立され，同年から国民体育大会の後に全国身体障害者スポーツ大会（現，全国障害者スポーツ大会）を毎年開催することとなった．

パラリンピックの誕生

- パラリンピック（Paralympic）という言葉は対麻痺を意味するパラプレジア（paraplegia）とオリンピック（Olympic）を組み合わせた造語であり，1964 年の東京パラリンピック大会で初めて使用された．後に 1960 年のローマ大会を第 1 回とし，1964 年の東京大会を第 2 回とみなすようになった（図 3-2）．
- パラリンピックは，ローマ，東京大会以降は夏季・冬季ともにオリンピックを開催した都市で開催されることはなかった．しかし，国際的なノーマライゼーションの意識の高まりや選手からの要望を受け，1988 年のソウルオリンピック後に国際パラリンピック委員会（International Paralympic Committee；IPC）が設立され，ソウル大会以降はオリンピックを開催した都市でパラリンピックが開催されるようになった．
- 現在，オリンピックとパラリンピックは共同開催され組織委員会も一体化されている．
- 近年，パラリンピックの「パラ」はパラプレジアではなく，並行するという意味のパラレル

表 3-1　パラリンピックに出場可能な障害の種類

①筋緊張亢進	⑥他動関節可動域制限
②運動失調	⑦低身長症
③アテトーゼ	⑧脚長差
④四肢欠損	⑨視覚障害
⑤筋力低下	⑩知的障害

（parallel）を表すとされる.

- パラリンピックに出場可能な障害を表 3-1 に示す. 日本における身体障害者手帳や精神障害者保健福祉手帳の給付対象である, 聴覚障害, 内部障害, 精神障害などでは種目の設定がなく出場できない. その一方で, 日本国内で開催される全国障害者スポーツ大会では, 身体障害者, 知的障害者, 精神障害者が出場可能である.

▌日本の行政における障害者のスポーツ

- 2011 年 8 月に施行されたスポーツ基本法において,「障害者が自主的かつ積極的にスポーツを行うことができるよう, 障害の種類および程度に応じ必要な配慮をしつつ推進されなければならない」と明記された. 同法をもとに文部科学省よりスポーツ基本計画が策定され, 国策として障害者のスポーツが推進されるに至った.
- これまで健常者のスポーツは文部科学省, 障害者のスポーツは厚生労働省が管轄していたが, 2013 年に 2020 年東京大会開催が決定し, 2015 年 10 月にスポーツ庁が創設されたことで, 同庁がオリンピックとパラリンピックをまとめて管轄することとなった.

❷ 障害者におけるスポーツの意義

- 運動習慣は生活習慣病を予防・改善し, 脳血管障害や虚血性心疾患などの発症と死亡のリスクを低下させることが, いくつもの大規模疫学研究で明らかにされている.
- 健康を維持するための健康スポーツ, あるいは人生を通して継続する生涯スポーツなど, スポーツは広く普及しているが, 障害者にとって, スポーツは余暇活動以上の意義がある.
- 障害者が行うスポーツは体力維持・増進の面で重要な役割をもつ. 障害者の多くは加齢による動脈硬化症の進展が早く, 循環調節系も障害される. また, 機能障害により, 日常生活だけでは十分な運動量を得ることが困難なことを考えれば, 積極的なスポーツ活動は障害者の健康を守る大きな手段といえる. さらに, 褥瘡などの二次的障害もスポーツに積極的な障害者のほうが発生率は低い.
- 障害者においてスポーツの有用性を検証した報告がある[1]. 1983～87 年にかけて, 大分国際車いすマラソン大会に参加した脊髄損傷選手を対象に血圧, 体脂肪率, 筋力, 肺活量, 最大酸素摂取量などを参加時と 20 年後で比較した. 車いすフルマラソンを継続している選手では最大酸素摂取量が増加していた. 一方で, ハーフマラソン選手では最大酸素摂取量の増減はみられなかったが, スポーツをやめた選手では著明な低下傾向があった. 障害者の持久力の維持と改善に対してスポーツは効果的であることが示されていた.

- 障害者は通常「運動不足」であり，心肺機能は低下し，生活習慣病発症のリスクは健常者より高くなる．積極的に運動を行う必要性があり，スポーツは最適である．
- 地域において，楽しく，積極的に障害者がスポーツを継続することができる体制づくりを進めていくべきである．

○ 文献

1) Shiba S, et al：Longitudinal changes in physical capacity over 20 years in athletes with spinal cord injury. Arch Phys Med Rehabil 91：1262-1266, 2010

（河﨑　敬・田島文博）

競技スポーツ

① 概要

- 2011年に施行されたスポーツ基本法で，すべての障害者にスポーツの機会が与えられるよう配慮し推進することが明記された．

- リハビリテーション治療（身体機能の改善，ADL能力の改善）の一環として始まった障害者のスポーツは，社会復帰を果たした後の健康を維持する生涯スポーツに加え，競技成績を競う競技スポーツとしても広く行われるようになっている．

- 障害者による競技スポーツにおいても，世界からトップアスリートが集い競い合うトップレベルから，健常者と同様に楽しみとして行うレクリエーションレベルまである．

- 障害者のスポーツ競技には，障害の内容や程度に応じて多様な種類の競技種目があり，健常者スポーツにはない障害者特有の競技種目もある．つまり，重度の障害者であっても競技スポーツを実践することができる．

- 主な国内の障害者のスポーツ大会では，まず身体障害者（肢体不自由，視覚障害，聴覚障害など），知的障害者，精神障害者の全国スポーツ大会である「全国障害者スポーツ大会」があげられ，国民体育大会の後に同じ地域で実施されている．また，聴覚障害者のスポーツ大会である「全国ろうあ者体育大会」，国内最高峰の競技大会で国際大会へ派遣する選手選考も目的としている「ジャパンパラ競技大会」などもある．

- 主な国際大会としては，オリンピック（夏季，冬季）の直後に同じ開催地で行われる世界最高峰の障害者のスポーツ大会である「パラリンピック」，4年に一度，夏季大会と冬季大会が開催される聴覚障害者の国際スポーツ大会である「デフリンピック」，4年に一度，夏季大会と冬季大会が開催される知的障害者の国際スポーツ大会である「スペシャルオリンピックス世界大会」，アジア地域最大の障害者の総合スポーツ大会である「アジアパラ競技大会（旧フェスピック大会）」などがある．

- 障害者の競技スポーツは，さまざまな程度の障害者が競い合うためにクラス分けがある．公平に競技できるよう選手間の機能障害の違いによる影響を最小限にするためである．クラス分けの詳細は競技団体ごとに定められており，参加資格となる機能障害の程度は競技ごとに決まっている．

- パラリンピックなど国際大会におけるアンチ・ドーピングについては，健常者における対応と基本的に同様であり，対象となる禁止薬物も同様である．

- 全国障害者スポーツ大会では，6つの個人競技（陸上競技，水泳，アーチェリー，卓球，フライングディスク，ボウリング）と7つの団体競技（車いすバスケットボール，グランドソ

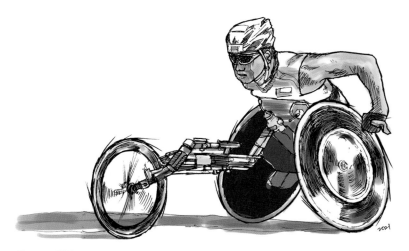

図 3-3　**競技用車いす（レーサー）**

フトボール，フットベースボール，バレーボール，バスケットボール，ソフトボール，サッカー）が正式競技になっている．なお，精神障害においては，2008 年の第 8 回全国障害者スポーツ大会（大分県）から精神障害者バレーボールが正式競技に取り入れられた．

- パラリンピックの正式競技には，夏季大会 22 競技（アーチェリー，陸上競技，バドミントン，ボッチャ，カヌー，自転車，馬術，5 人制サッカー，ゴールボール，柔道，パワーリフティング，ボート，射撃，シッティングバレーボール，水泳，卓球，テコンドー，トライアスロン，車いすバスケットボール，車いすフェンシング，車いすラグビー，車いすテニス），冬季大会 6 競技（アルペンスキー，バイアスロン，クロスカントリースキー，アイスホッケー，スノーボード，車いすカーリング）がある．
- 全国障害者スポーツ大会やパラリンピックに採用されてない競技として，ゴルフ，車いす空手道，車いすツインバスケットボール，車いすハンドボール，電動車いすサッカー，サーフィンなどがある．
- パラリンピックに採用されているいくつかの競技内容については次の項で紹介するが，多くの競技についての内容は紙幅の都合もあり記述することはできない．障がい者スポーツの各競技内容における情報は，公益社団法人日本リハビリテーション医学会（https ://www.jarm. or.jp/civic/sports.html），公益財団法人日本障がい者スポーツ協会（https ://www.jsad.or.jp/），各競技団体の Web サイトから入手可能である．

② パラリンピックで行われる主な競技

▌陸上競技

- 肢体不自由（車いす，義足），視覚障害，知的障害などに対応したさまざまな競技種目がある．
- 車いすは，レーサーと呼ばれる競技用車いす（図 3-3）を使用する．レーサーは前方に 1 つ

の車輪，後方に2つの大きな車輪がついているのが特徴で，スピードが出やすいように軽量化されている．

- 義足は，主にカーボンファイバー製の競技用義足を使用しており，板を曲げたような形状でカーボンファイバーの反発力が着地の衝撃緩衝と前へ出るための推進力となる（IV-4 参照）．
- 選手は，障害の種類や程度によってクラス分けされ，そのクラスごとに競技が行われる．
- 陸上競技は，トラック競技，フィールド競技，マラソンの3つに分けられる．
- トラック競技には，100 m，200 m，400 m，800 m，1,500 m，5,000 m，10,000 m，リレーなどがあり，肢体不自由では，車いす競技と義足競技がある．視覚障害者は，視覚情報を補う伴走者（ガイドランナー）とともにロープを握り並走して競技を行う．伴走者は選手を先導したり，先にゴールラインを通過すると失格になる．
- フィールド競技には，跳躍競技と投てき競技がある．跳躍競技には走幅跳，走高跳，三段跳，投てき競技には円盤投げ，砲丸投げ，やり投げなどがある．投てき競技には，パラリンピック独自のこん棒投げという競技もある．視覚障害者は，視覚情報を補う方向づけを行うためのエスコート役とコーラー役（声や手拍子でサポートする）を伴うことができる．切断者の跳躍競技では，義足を使用することも可能であるが，義足装着義務はなく片足跳びも認められている．車いすの選手は，跳躍競技には参加できないが，投てき競技には投てき台に体を固定して，座ったまま上半身のみで投てきすることで参加できる．
- マラソン競技は，車いす競技と視覚障害者の競技として行われる．視覚障害者は，フィールド競技と同様に伴走者とともに並走して競技を行う．

■ ボッチャ

- ボッチャは，重度の脳性麻痺者や同程度の重度四肢麻痺のある障害者のために考案されたスポーツである．重度の障害者であってもトップレベルのアスリートとしてパラリンピックに参加することができる．
- 先攻と後攻に分かれて競技を行い，先攻側がまず的となるジャックボール（白ボール）をコート内に投げ入れ，先攻側と後攻側が交互に赤ボールと青ボールをジャックボールめがけて投げ入れ，どれだけ近づけられるかを競い合う競技である．
- 個人戦，ペア戦，チーム戦があり，障害のクラスにより投球にかけられる時間が決められている．手で投球が難しい選手は足で蹴ることも可能である．また，ボールを投げることができない選手は，ランプと呼ばれる勾配具を使用しアシスタントのサポートを受け投球することができる．

■ ゴールボール

- 視覚障害者が行う対戦型のスポーツで，第二次世界大戦で視力障害となった軍人のリハビリテーション治療としてヨーロッパで考案されたスポーツである．
- 3名1チームで，攻撃側が鈴の入ったボールを相手ゴールにめがけて投げ，守備側が相手側の足音やボールの鈴の音を頼りに全身を使ってセーブし，点をとりあうスポーツである（図3-4）．試合は12分ハーフの計24分で行われる．選手は視覚障害の程度にかかわらずアイ

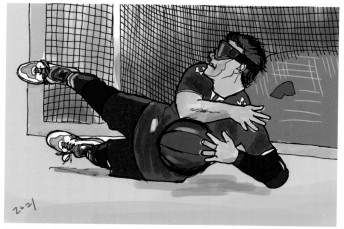

図 3-4　**ゴールボール**

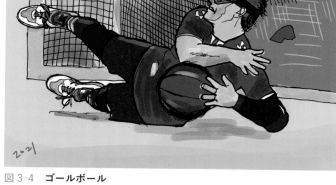

図 3-5　**車いすバスケットボール**

シェードといわれる目隠しを装着して行う．

シッティングバレーボール

- 下肢障害者が行う対戦型のスポーツで，1956 年に戦傷者のリハビリテーション治療としてオランダで考案されたスポーツである．
- オリンピックのバレー競技と同様に，1 チーム 6 人で 5 セットマッチ（1 セット 25 点先取，第 5 セットは 15 点先取）で行わる．
- コートの広さは，一般のバレーボールコートより狭く，ネットの高さも低くなっている．
- 選手は殿部を床につけて競技を行わなければならず，殿部が床から離れると反則になる．ただし，レシーブのときは短時間床から殿部が離れてボールを拾うことが認められている．

車いすバスケットボール

- 脊髄損傷，切断などの下肢障害者が車いすを使用して行う．コートの大きさやゴールの高さ，ボールの大きさ，参加人数，基本的なルールは，オリンピックのバスケットボールと同じである．
- 一般のバスケットボールとのルール上の大きな違いは，ダブルドリブルが認められていることである．ボールを膝の上に置いたまま車いすを 2 回こぐことできるが，3 回こぐとトラベリングになる．
- 各選手は，障害の程度により 1.0 点〜4.5 点（点数が大きい程，障害の程度が軽い）まで 0.5 点刻みで点数が割り振られており，コート上の 5 名の合計点が 14.0 点以下になるようにメンバーを組まなければならない．
- 車いすバスケットボールに使用する車いす（図 3-5）は，すばやく安定した方向転換ができるように車輪は正面から見ると八の字型になっていること，車いすどうしが衝突した場合に足を守るバンパーが付いていることが特徴である．

▌車いすラグビー

- 四肢障害者でも参加できるスポーツとして 1977 年にカナダで考案された.
- 一般のラグビーと同様に，ボールを相手の得点エリアに運び得点を競い合う対戦型のスポーツである．相手の得点を阻止したり，味方が得点するために車いすを相手の車いすにぶつけ（タックル），相手の動きを阻止することができる．ボールは車いすラグビー専用の円形のボールを使用する.
- 男女混合でチームをつくることが可能で，1 チーム最大 12 名でコート上は 4 名対 4 名で対戦する．1 試合は 8 分間の 4 ピリオド制で行い，コートの広さはバスケットボールのコートと同じ広さとする.
- 一般のラグビーとは違い，攻撃には時間制限がある．ボールを持って車いすを何回でもこぐことができるが 10 秒以内に 1 回はドリブルかパスをしなければならない（10 秒ルール）．攻撃側はボールを持ってから 12 秒以内にセンターラインを超えなければならず（12 秒ルール），40 秒以内にゴールしなければならない（40 秒ルール）．できなかった場合は相手ボールとなる.
- 各選手は，障害の程度により 0.5 点〜3.5 点（点数が大きい程，障害の程度が軽い）まで 0.5 点刻みで点数が割り振られている．コート上の 4 名の合計点が 8.0 点以下になるようにメンバーを組まなければならない．女性選手が含まれる場合は，女性選手 1 名につき 0.5 点を合計点の上限に追加することができる.
- 車いすラグビーに使用する車いすは激しいタックルに耐えられるように丈夫に作られている．攻撃型と守備型で車いすの形状が異なり，攻撃型は小回りがきくように車いすに凹凸がなく，守備型は相手の動きを阻止するためにバンパーが前に飛び出している.

▌車いすテニス

- 身体障害者（肢体不自由）が，車いすを使用して行うテニスで，1976 年に米国で考案された.
- ツーバウンドでの返球が認められている以外は，コートの広さ，ネットの高さ，使用するボールなどは一般のテニスと同様である.
- 車いすテニスに使用する車いすは，プレー中の後方への転倒防止のため後方に転倒防止キャスターが付いている．また，片手でも使いやすい操作性と回転性が必要なため，重心が通常の車いすより前方におかれ，車輪は正面から見て八の字になっている.

▌アルペンスキー

- 一般のアルペンスキーと同様に雪山の斜面をスキーで滑り降り，タイムを競う競技である（図 3-6）．肢体不自由のスタンディング（立位），シッティング（座位），ビジュアリーインペアード（視覚障害）の 3 つのカテゴリーに分けて男女別に行われる.
- 競技種目には，高速系種目のダウンヒル（滑降），スーパー G（スーパー大回転），技術系種目のジャイアントスラローム（大回転），スラローム（回転）などがある.
- 競技は実走タイムで順位が決まるのではなく，障害の程度により係数が設定されており，実

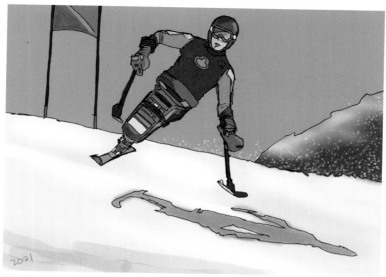

図 3-6　**アルペンスキー**

走タイムに各選手の係数をかけた計算タイムで順位が決定される.

- 座位の選手は，チェアスキーに乗って競技を行う．チェアスキーは，体を固定するシートの下に衝撃を吸収するためのサスペンションを備えているのが特徴であり，サスペンションを介してスキー板が取り付けられている．また，障害の程度によりアウトリガーと呼ばれるストックを使用することが可能である．アウトリガーは，ストックの先に小型の板がついておりバランスがとりやすくなっている．視覚障害者は，ガイドとともに競技を行う.

🌀文献
- 　　公益財団法人日本障がい者スポーツ協会．https://www.jsad.or.jp/（2020.11.5 アクセス）
- 　　日本パラリンピック委員会．https://www.jsad.or.jp/paralympic/（2020.11.5 アクセス）

（中村　健）

生涯スポーツ

① 生涯スポーツとは

- 生涯スポーツとは，それぞれの体力，年齢，技術，興味，目的に応じて，誰もが，いつでも，どこでも，いつまでもスポーツに親しむことであり，日本でも長年普及のための政策が進められている．

- この背景には，1960年代に東京オリンピック・パラリンピックの開催によりスポーツへの関心が高まったことが契機となっている．それに加えて急速な社会環境の変化（生活の利便化，科学技術の高度化，情報化，都市化，少子高齢化など）によって，自由な時間が増える一方で，身体活動機会の減少・体力の低下，精神的ストレスの増大，人間関係の希薄化などの問題が生じ，その対策の必要が高まったことがある．

- 生涯スポーツの目的は，心身の健康維持・増進，地域住民の交流，楽しみ・生きがいの創出，「社会での活動」の促進などで，生涯スポーツを通して，豊かで活力ある社会を構築することである．

- 競技スポーツとの違いは，勝敗や記録の順位などにこだわらず，「スポーツをすること」自体に主眼をおいている点である．

- 既存のすべてのスポーツが生涯スポーツに当てはまりうるが，「誰もがどこでも」参加できるように，既存スポーツのルールや用具を改良した種目や，新たな概念のスポーツなどが提唱されている（表3-2）.

- 今日では，成人のスポーツ実施率（週1回以上）は，53.6%（2019年）まで増加した．一方，障害者（成人）のスポーツ・レクリエーション活動実施率（週1回以上）は，25.3%（2019年）にとどまっている．

② 障害者と生涯スポーツ

- 障害者は健常者と比べて，生活習慣病が発症するリスクが高いことが指摘されている．また，障害者を対象とした日中の過ごし方について厚生労働省の2016年の調査では，「家庭内で過ごしている」と答えた者の割合が高くなっており，生涯スポーツが健康維持や「社会での活動」などの目的を果たす役割は大きい．

- 障害者がスポーツをする場合，障害の状態に合わせた配慮や工夫が必要であることが多い．具体的には，既存のスポーツ種目に対し車いすでも行えるように改変したもの（例：車いすマラソン，車いすテニス，車いすバスケットボール，電動車いすサッカーなど），障害の種

表 3-2 **生涯スポーツの紹介**

ワールドマスターズゲームズの種目[*1]（○は障害者部門あり）	既存スポーツのルールや用具を障害者向けに適合させた種目[*2]	ニュースポーツ[*3]として市町村で多く紹介されている種目	障害者のスポーツとして独自に考案された種目
バドミントン	パラバドミントン（車いす）	<バドミントン型>ファミリーバドミントン	ボッチャ
ゴルフ		<ゴルフ型>	ゴールボール
グラウンド・ゴルフ	車いすゴルフ	グラウンド・ゴルフターゲットバード・ゴルフ	
テニス○	車いすテニスブラインドテニス	<テニス型>バウンドテニス	
バレーボール○	風船バレーボールシッティングバレーボール	<バレーボール型>ソフトバレーボールインディアカ	
陸上競技○	車いすマラソンブラインドマラソン	<ターゲット型>ペタンク	
野球	車いすソフトボールグランドソフトボール	ボッチャカーリング輪投げ	
バスケットボール○	車いすバスケットボール車いすツインバスケットボール	<チームボール型>キンボール	
ダンススポーツ	車いすダンス	<ディスク型>ドッヂビー	
サッカー	電動車いすサッカーアンプティサッカーハンドサッカーブラインドサッカーCPサッカー知的障害者サッカーろう者（デフ）サッカーソーシャルフットボール		
ハンドボール	車いすハンドボール		
空手道	車いす空手道		
ラグビーフットボール	車いすラグビー		
卓球○	サウンドテーブルテニス		
ウェイトリフティング	パラパワーリフティング		
アーチェリー○	<その他>チェアスキー車いすフェンシング		
カヌー○			
自転車○			
フライングディスク			
ゲートボール			
ホッケー			
柔道○			
ライフセービング			
オリエンテーリング			
ボート○			
セーリング			
射撃○			
ソフトボール			
ソフトテニス			
スカッシュ			
水泳○			
テコンドー			
ボウリング			
トライアスロン○			
綱引			

[*1] ワールドマスターズゲームスは，生涯スポーツの国際的祭典であり，表 3-2 の種目は，2021 年関西大会の公式競技種目を抜粋した．
[*2] 障害者スポーツとして提案されているスポーツはさまざまあるが，この表では，特に既存のスポーツのルールを変更しているという点や，生涯スポーツの観点から障害者と健常者がともに参加できる種目に視点をおいて紹介した．
[*3] ニュースポーツとは，誰もが楽しめるスポーツとして 20 世紀後半以降に新しく考案され，生涯スポーツを推進する目的で地域で取り上げられている．

類・特性に合わせて改変したもの（例：視覚障害者向けの 5 人制サッカー；ブラインドサッカー，脳性麻痺者向けの 7 人制サッカー；CP サッカー，知的障害者サッカーなど），障害者のスポーツ種目として独自に考案されたもの（ボッチャ，ゴールボールなど）などがある（表 3-2）．

- 障害者がスポーツを長期間継続していくためには，スポーツを行う場所や移動手段の確保，障害の状況に合わせた適切なスポーツ種目選択，自主的な取り組みなどの課題がある．
- したがって，スポーツ施設の整備，スポーツ指導者の育成，自主活動継続のための支援は重要である．以下に現状をまとめた．

生涯スポーツが行える環境

▶総合型地域スポーツクラブ

- 国の政策で，誰もが住み慣れた地域で身近にスポーツができる活動場所として整備が進められている．総合型とは，多種目，多世代，多志向という 3 つの多様性を特徴とし，子どもから高齢者まで，自分のレベルや目的に合わせてスポーツに参加できるよう，地域住民により自主的・主体的に運営されるものである．
- 2017 年には全国で 3,580 の総合型地域スポーツクラブが設置（準備中も含む）されている．
- 総合型地域スポーツクラブの 4 割に障害者が参加している．

▶障害者専用・優先スポーツ施設

- 全国に 141 施設が設置されている（2018 年）．このうち 26 施設が日本障がい者スポーツ協会の「障がい者スポーツセンター協議会」に加盟する施設である．施設の詳細は https://www.ssf.or.jp/Portals/0/resources/research/report/pdf/2018_report42_02.pdf を参照されたい．

障害者が参加している生涯スポーツの種目

- 総合型地域スポーツクラブで障害者が実際に選択している種目は，卓球が最も多く，次いでグラウンド・ゴルフ，健康体操・運動，ウォーキング，ハイキングが多い（図 3-7）．
- 障害者専用・優先スポーツ施設におけるスポーツ教室の実施種目でみると，ボッチャが最も多く，次いで卓球，軽スポーツ，水泳・水中運動，健康体操・健康ヨーガなどがある（図 3-8）．

スポーツ指導者の育成

- 地域やスポーツ団体が主催する，スポーツ指導者育成のための講習会などが開催されるようになった．スポーツ指導者としての登録者数は増加しており，日本スポーツ協会公認スポーツ指導者の登録者数（スポーツリーダーを含まない）は 19 万人を超えた（2020 年）．
- 障害者に特化した指導者育成としては，日本障がい者スポーツ協会公認の障がい者スポーツ指導者制度があり，登録者数は 2 万 5,000 人（2020 年）である．

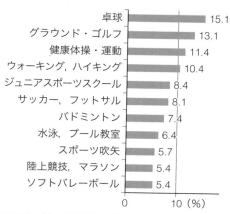

図 3-7　**総合型地域スポーツクラブで障害者が選ぶ種目**

（公益財団法人笹川スポーツ財団：総合型地域スポーツクラブの障害者スポーツ振興に関する調査．2013 より改変）

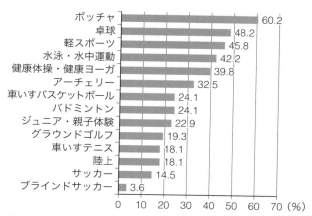

図 3-8　**障害者専用・優先スポーツ施設における障害者のスポーツ教室の実施種目**

（公益財団法人笹川スポーツ財団：障害者専用・優先スポーツ施設に関する研究 2018 報告書．2019 より改変）

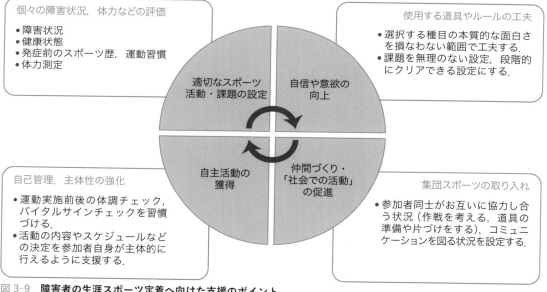

図 3-9　**障害者の生涯スポーツ定着へ向けた支援のポイント**

❸ 障害者の生涯スポーツ定着へ向けて

- 生涯スポーツの効果を最大限に引き出すためには，スポーツ活動の継続・定着が重要である．
- 障害者の生涯スポーツにおける支援のポイントについて，図 3-9 にまとめた．
- 本項では障害者と生涯スポーツの視点で記したが，本来，生涯スポーツは，誰もが親しむことのできるものであり，障害の有無に関係なく，さまざまな立場の人に親しまれる生涯スポーツが定着していく社会が望まれる．

⬤ 文献

- スポーツ庁：令和元年度「スポーツ実施状況等に関する世論調査」について．https://www.mext.go.jp/sports/b_menu/houdou/jsa_00030.html（2020.11.5 アクセス）
- 公益財団法人笹川スポーツ財団：総合型地域スポーツクラブの障害者スポーツ振興に関する調査．2013
- 緒方 徹：障がい者の健康増進におけるスポーツの役割．関節外科 37：1219-1224，2018
- 厚生労働省：平成 28 年生活のしづらさなどに関する調査（全国在宅障害児・者等実態調査）：結果一覧．https://www.mhlw.go.jp/toukei/list/seikatsu_chousa_c_h28.html（2020.11.5 アクセス）
- 公益財団法人笹川スポーツ財団：障害者専用・優先スポーツ施設に関する研究 2018 報告書．2019
- 日本スポーツ協会：公認スポーツ指導者登録者数．https://www.japan-sports.or.jp/coach/tabid248.html（2020.11.5 アクセス）
- 日本障がい者スポーツ協会：地域別・資格別登録者数一覧．https://www.jsad.or.jp/leader/leader_qualified_reference.html（2020.11.5 アクセス）
- 宮地秀行：リハビリテーション・スポーツの意義．保団連 1135：43-48，2013

（倉兼明香）

4 医学的管理

1 合併症

- 障害者のスポーツ障害については，スポーツ種目によっても異なるが，基本的に健常者と同じ障害が発生すると考えてよい．それに加えて脊髄損傷者などでは車いす駆動による神経障害，胼胝形成，褥瘡形成，転倒事故があり，自律神経過反射，体温調節障害などといった脊髄損傷特有の自律神経障害もみられる．
- 競技人口の多い脊髄損傷者を中心に，スポーツ活動における合併症について生理学的特徴を踏まえた予防と管理を概説する．

褥瘡

- 褥瘡は皮膚の一定の部位に，圧力（皮膚の毛細血管圧）が一定以上の時間かかることによって生じる．組織に引っ張り応力，圧縮応力，剪断応力が過度に加わって阻血性の皮膚壊死が生じる．
- 褥瘡は発生した後の治療に難渋するためその発生予防が重要である．褥瘡の好発部位である坐骨部，仙骨部，大腿骨大転子部，足部などでの皮膚管理が欠かせない．
- 特に長時間にわたるスポーツ競技などでは，褥瘡が発生しやすい坐骨部ならびに仙骨部の皮膚の入念なチェックが必要である．
- 健康管理者のみならず障害者本人も普段から褥瘡の予防に心がけることが大切である．
- 褥瘡予防のポイントは除圧である．普段からのプッシュアップの励行やクッションの調節は基本である．
- 脊髄損傷者における褥瘡は，視診上特に異常がなくても，触診による局所熱や腫瘤の触知などの皮下組織の異常所見がみられることがある．診断には超音波検査が有用である．

自律神経障害

▶自律神経過反射

- T5 以上の高位の脊髄損傷の場合，損傷により情報伝達が遮断されるため，血圧上昇に対する上位中枢からの抑制コントロールがなくなる．また，脊髄の T6〜T10 の領域がほとんどの血管への信号を伝達しているので血管収縮に対する上位中枢からの抑制が効かなくなる

と，血圧が上昇し続ける．これが自律神経過反射の機序である．

- T5以下の麻痺域に膀胱充満，便秘，褥瘡などの刺激が加わると，その刺激が脊髄を上行する間におのおのの髄節の神経反射を誘発し，全身の血圧上昇をきたす．
- 症状は徐脈，頭痛，損傷レベル以下の発汗異常，顔面紅潮などである．また，血圧の上昇時に脳出血などを引き起こすことがあるので，刺激を起こしている原因をただちに除去する必要がある．

▶ 体温調節障害

- ヒトでは産熱と放熱のバランスを保って深部体温を一定に調節しているが，高位脊髄損傷では体温調節機能が障害されている．高温の場所に長時間滞在すると，発汗障害のため，皮膚表面からの汗による熱の放散がうまくできないことに加え，末梢の循環障害があるため，熱が体内に蓄積されやすくなる．その結果，めまいや吐き気，意識障害などが生じ，うつ熱といわれる状態になる．
- 競技を行う場合，温度には十分留意する必要がある．対処法として，体表面の温度を下げるため，頭部，顔面を中心に霧吹き（冷たくない）や弱い風を送る．

▍疼痛，末梢神経障害

- 運動後の麻痺のある部位以外での疼痛は，筋肉，関節，腱，靱帯などに生じる炎症，虚血，拘縮によるものと考えられ，健常者と同様にストレッチやクーリングなどの物理療法が効果的である．
- 麻痺部位や切断部位に起こる幻肢痛についてはその原因が正確にわかっていない．薬物療法，温熱などの物理療法，リラクゼーション療法，心理療法などにより対処する．
- 車いすマラソンなどの激しいスポーツを行う場合では，車いす駆動による正中神経・尺骨神経障害や胼胝形成を引き起こすことがある．上肢の注意深い観察も大切である．

▍感染症

- 近年の研究により健常者のアスリートなどでも過度の運動により免疫能が低下することが報告されている[1]．障害者のなかでも脊髄損傷者では，免疫力が低下している場合がある．車いすマラソンなどの激しいスポーツでは，免疫力の指標となる natural killer cell activity（NK細胞活性）が低下することが報告されている[2]．したがって，健常者同様，十分体調に留意してスポーツを行う必要がある．

② クラス分け

- 障がい者スポーツにはクラス分けという制度がある．
- クラス分けとは，選手が平等な条件のもとで競技を行うために，選手の障害の具体的な内容とその程度を評価して，競技に対する影響が最小限に抑えられるよう階級に分類することである．

- クラス分けにより選手間での競技の対等性が維持され，競技パフォーマンスの優れた競技者（チーム）が勝者となる．競技を行う上での選手の能力は障害の種類内容によって大きく異なるので，それぞれの障害別に重症度によってクラス分けされる．
- たとえば，運動器の障害については，中枢あるいは末梢神経系の運動麻痺による障害と運動器自体の欠損などの形態異常によるものに分類されている．感覚器の障害としては視覚または聴覚の障害によって分類されている．
- 従来はすべて選手の病理学的，解剖的な障害に基づいてクラス分けがなされていたため，医師による医学的な診断が必要であった．しかし，最近では競技によって障害そのものより，選手自身の身体機能の程度や競技能力などの競技特性に基づき，実際の動作を行わせてクラスを決定する，いわゆる機能的なクラス分けになっている場合も多くなっている．
- 競技種目が増加し，競技レベルも上がってきたことから，種目によってもクラス分けの内容が異なってきた．世界的な競技力の向上により車いすバスケットボール，水泳，卓球などの競技では競技パフォーマンスに合わせて独自のクラス分けが行われている．
- クラス分けの基本は，選手間での平等性・対等性にあり，身体能力をいかに公平に評価しているかという点である．単純に障害の程度だけで分類せず，競技特性と科学的根拠に基づくクラス分けが重要視されるようになっている．
- 一方，クラス分けには問題点も多い．たとえばクラス分けの境界に位置する選手ではクラスが1階級違うだけで，そのクラス内での位置づけが全く異なる．選手によって，クラス分けが極端に有利また不利になってしまうことがある．
- 国家を挙げて参加するパラリンピックなどでは，クラス分けがメダルの獲得に直結してしまうため，各国とも少しでも有利なクラスに分類されるように神経をとがらせている．クラス分けの公平性，客観性，科学的な根拠が担保されていることがポイントとなる．
- クラス分けが細分化されすぎると競う相手が少なくなり，1種目内での勝利の価値が薄れる．

③ ドーピング

- ドーピングとはスポーツ競技において競技能力を高める目的で，禁止されている不正な薬物や方法を使用することである．またアンチ・ドーピング活動とはドーピングを禁止するための検査，教育，啓発活動全般を指す．
- ドーピングに対して世界では厳しい措置をとっている．すなわちスポーツの根幹的価値である公平性を脅かすとの考えから，世界アンチ・ドーピング機構（World Anti-Doping Agency；WADA）を設立して厳しく監視している．
- WADAは11項目からなるアンチ・ドーピング規則違反を世界アンチ・ドーピング規程で定めている（表3-3）．規則違反については該当競技者のみならず，そのスタッフや属している組織まで制裁の対象となる．
- 世界アンチ・ドーピング規程に基づき，ドーピング違反に抵触する禁止薬物・禁止行為方法について禁止表国際基準が作成されている（表3-4）．この国際基準は健常者の競技ではすでによく知られているが，障がい者スポーツにおいても同様に適用される．
- 障害者ではどうしても服用しなければならない薬物などがある．その場合，治療上必要薬物として治療使用特例（Therapeutic Use Exemption；TUE）申請書をあらかじめ審査機関に提出

表 3-3　アンチ・ドーピング　規則違反

①採取した尿や血液に禁止薬物が存在すること
②禁止物質・禁止方法の使用または使用を企てること
③ドーピング検査を拒否または避けること
④ドーピング・コントロールを妨害または妨害しようとすること
⑤居場所情報関連の義務を果たさないこと
⑥正当な理由なく禁止物質・禁止方法をもっていること
⑦禁止物質・禁止方法を不正に取引し，入手しようとすること
⑧アスリートに対して禁止物質・禁止方法を使用または使用を企てること
⑨アンチ・ドーピング規則違反を手伝い，促し，共謀し，関与すること
⑩アンチ・ドーピング規則違反に関与していた人とスポーツの場で関係をもつこと
⑪ドーピングに関する通報者を阻止したり，通報に対して報復すること

（日本アンチ・ドーピング機構 Web サイトより）

表 3-4　**2021 年禁止表国際基準**

常に禁止される物質と方法〔競技会（時）および競技会外〕
● 禁止物質
　S0.　無承認物質
　S1.　蛋白同化薬
　S2.　ペプチドホルモン，成長因子，関連物質および模倣物質
　S3.　β_2 作用薬
　S4.　ホルモン調節薬および代謝調節薬
　S5.　利尿薬および隠蔽薬
● 禁止方法
　M1.　血液および血液成分の操作
　M2.　化学的および物理的操作
　M3.　遺伝子および細胞ドーピング
競技会（時）に禁止される物質と方法
　S6.　興奮薬
　S7.　麻薬
　S8.　カンナビノイド
　S9.　糖質コルチコイド
特定競技において禁止される物質
　P1.　β 遮断薬

（2021 年禁止表国際基準日本語版より一部転載）

し，承認を得ておく必要がある．

● 障害者における特有な禁止行為として boosting（ブースティング）がある．これは高位の脊髄損傷者においてなされる行為で，競技におけるパフォーマンスを高めるために意図的に自律神経過反射の状態をつくり出すことである．血圧が急激に上昇するので，頭痛，吐き気，嘔吐などの高血圧脳症のほか脳出血なども引き起こしてしまうこともあり，非常に危険な行為として禁止されている．

● 禁止物質の摘発については禁止する側と禁止される側との間はいたちごっこの状態であり，いろいろなタイプの新しい禁止薬物が次々に登場してきているのが現状である．そのため TUE で申請，承認された以外に禁止物質が存在した場合，競技者側の意図の有無，過失の有無にかかわらず，その責任は競技者側が負うという厳格なルールがあり，競技者側に規則を遵守する姿勢が求められている．

文献

1)　Pedersen BK, et al：NK cell response to physical activity：possible mechanisms of action. Med Sci Sports Exerc 26：140-146, 1994
2)　Furusawa K, et al：Short-term attenuation of natural killer cell cytotoxic activity in wheelchair marathoners with paraplegia. Arch Phys Med Rehabil 79：1116-1121, 1998
・　Curtis KA, et al：Survey of wheelchair athletic injuries：common patterns and prevention. Paraplegia 23：170-175, 1985
・　日本アンチドーピング機構：世界アンチドーピング規程　治療使用特例に関する国際基準(ISTUE) 2021．2021
・　International Paralympic Committee(IPC)：Position Statement on Autonomic Dysreflexia and Boosting. IPC：IPC Handbook. 2016

（美津島隆・入澤　寛）

IV

疾患・障害別アプローチのポイント

脳血管障害

① 「社会での活動」と関連した疾患・障害特性

- 生命の危機を乗り越えた脳血管障害患者は，社会生活の再構築に向けてリハビリテーション治療により獲得した最大限の能力を活かしていくことが大切である．
- 脳血管障害の障害特性は，複雑性と個別性にある．神経症候は多彩であり，残存する障害の内容や程度には個人差がある．
- 「社会での活動」に対するリハビリテーション診療では，患者や支援者たちに障害の理解を促すことが重要である．障害は，医学的には運動障害，言語障害，摂食嚥下障害，高次脳機能障害などに分けられるが，「目に見えにくい障害」に理解を得る必要がある．
- 「目に見えにくい障害」は，「社会での活動」の阻害因子になりやすい．高次脳機能障害だけでなく，麻痺域に生じる疼痛や脳血管障害に伴う疲労感（post stroke fatigue）などにも注意を払う．
- 脳血管障害には再発の危険があり，危険因子である生活習慣病の予防・治療も含めて，医学的管理を行う．
- 高齢者に発症することが多く，加齢に伴う身体の退行性変化を常に考慮しなければならない．

② 関連諸制度の活用のポイント

- 運動機能に障害がありながら自宅へ退院する場合，社会資源の活用がポイントになる．自宅への手すりの設置や車いすの貸出しなどを含めたリハビリテーションマネジメントは，介護保険制度を活用する．
- 更生用短下肢装具の作製や復職に向けた訓練などには，障害者手帳や障害者総合支援法の訓練等給付を活用する．
- リハビリテーション科医は，「社会での活動」の支援に必要な制度を含めた社会資源全般に精通し，選択することが求められる．
- 脳血管障害に関連する医療，介護，福祉の諸制度は多岐にわたる（表4-1）．内容の一部は重複または類似しており，制度の内容が必ずしも医学的な認識と合致しない点がある．医学的には失語症と記憶障害は高次脳機能障害に分類されるが，身体障害者障害程度等級表では失語症は身体障害に，精神障害者保健福祉手帳障害等級判定基準では記憶障害は精神障害に該当する．

表 4-1　脳血管障害患者の社会活動支援に有用な制度の一部

生活	傷病手当金	全国健康保険協会：病気やケガで会社を休んだとき (https://www.kyoukaikenpo.or.jp/g3/sb3040/r139/)
	障害年金制度	日本年金機構：障害年金 (https://www.nenkin.go.jp/service/jukyu/shougainenkin/jukyu-yoken/20150401-01.html)
	生活福祉資金貸付制度	厚生労働省：生活福祉資金貸付制度 (https://www.mhlw.go.jp/stf/seisakunitsuite/bunya/hukushi_kaigo/seikatsuhogo/seikatsu-fukushi-shikin1/index.html)
医療	高額療養費制度	厚生労働省：高額療養費制度を利用される皆さまへ (https://www.mhlw.go.jp/stf/seisakunitsuite/bunya/kenkou_iryou/iryouhoken/juuyou/kougakuiryou/index.html)
	医療費控除	国税庁：医療費を支払ったとき https://www.nta.go.jp/taxes/shiraberu/taxanswer/shotoku/1120.htm
	重度障害者医療費助成	各自治体の Web サイト（重度心身障害者医療費助成）
介護	介護保険制度	厚生労働省：介護保険制度の概要 (https://www.mhlw.go.jp/stf/seisakunitsuite/bunya/hukushi_kaigo/kaigo_koureisha/gaiyo/index.html)
福祉	障害者手帳	厚生労働省：障害者手帳 (https://www.mhlw.go.jp/stf/seisakunitsuite/bunya/hukushi_kaigo/shougaishahukushi/techou.html)
	障害者総合支援法	厚生労働省：障害者総合支援法が施行されました (https://www.mhlw.go.jp/stf/seisakunitsuite/bunya/hukushi_kaigo/shougaishahukushi/sougoushien/index.html)
	障害者雇用促進法	厚生労働省：障害者雇用促進法の概要 (https://www.mhlw.go.jp/stf/seisakunitsuite/bunya/koyou_roudou/koyou/shougaishakoyou/03.html)

制度の詳細な内容は関連する Web サイトを参照されたい.

- 円滑に諸制度を活用するために，手続き開始からサービス利用開始までの手順を，要する時間も含めて患者やその支援者に具体的にわかりやすく説明する.

❸ 就学・就労の支援のポイント

- リハビリテーション科医に大切なことは，医学的根拠をもとに就学や就労（復職）を全力で支援する姿勢を患者，学校や職場へ示すことである. 患者が望めば，障害に対する正しい知識と適切な医学的配慮を学校や職場に伝える.
- 脳血管障害では，発症後早期に運動障害や高次脳機能障害などの予後予測を行い，個別の状況に合わせ，就学・就労を視野に入れた治療方針を立てる必要がある. カンファレンスには医療ソーシャルワーカーの参加を求める.
- 就学や就労への意欲を高めるために，制度や社会資源を活用した復帰までの道程を示すことが必要である. 就学や就労への意欲が湧けばリハビリテーション治療へのモチベーションが高まる. できるだけ早期に予後を予測し，それらに関する情報提供を行う.

- 身体機能障害が軽度で，高次脳機能障害がない場合は，早期に就労できる可能性がある．可及的早期から持久力を向上させ，医療ソーシャルワーカーなどによる就労関連の情報提供，職場との情報共有などが就労支援に役立つ．
- 身体機能障害が中程度で，注意障害など高次脳機能障害が軽度の場合は，職業リハビリテーションによるアプローチが就労に結びつくことがある（II-2 参照）．
- 通学や通勤を含む就学・就労に関連したさまざまな身体活動を入院中に取り戻すことは難しい．就学や就労を果たすためには，ADL を確立させるために自宅で通学・通勤を想定した日常生活を送り，段階的に復帰するように指導を行っていく．

④ 症例

▌脳梗塞（16 歳，男性）

- 16 歳，男性．脳梗塞を発症して重度の片麻痺が生じたが，約 5 か月間のリハビリテーション治療によって麻痺は軽度にまで回復した．ADL はすべて自立し家庭復帰の後に復学を果たした．
- 野球部の部活動を再開したがスパイクを履いて練習すると，痙縮によるクロートゥ（鉤爪

コラム：介助犬

- 肢体不自由の原因となる疾患・病態が介助犬による活動支援の対象となる．
- 具体的な介助として，落としたものを拾って渡す，転倒などの緊急時に携帯電話などを探して持ってくることで連絡手段の確保となる，靴・靴下の着脱介助をする，家族を呼んでくる，冷蔵庫や引出しから指示されたものを持ってくる，扉の開閉や車いすの牽引をする，歩行介助や起立などの介助動作をする，などがある．
- 介助犬は個々のニーズに合わせて訓練され，若年障害者の自立と「社会での活動」を促す「生きた補装具」である（図）．いまだ約 60 頭しか実働していない．
- 障害者にとって，介助犬の飼育管理責任者となり，伴侶を得ることによる精神的効果は大きく，「社会での活動」の拡大と自立度が向上する．
- 介助犬による支援を受ける対象であっても「自分よりも重度な人が必要としている」「犬の世話がしっかりしてあげられない」と希望を躊躇する障害者は多く，リハビリテーション医療の関係者からの情報提供が大切となる．

- 日本介助犬協会 Web サイト．https://s-dog.jp

（高柳友子）

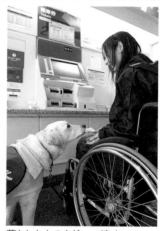

落としたものを拾って渡す

図　介助犬の介助動作
個々のニーズに合わせた介助動作がある

趾）のために，麻痺側の趾背側部皮膚に褥瘡が生じた．疼痛が強くなり，スパイクを履くことが難しくなった．

- 経口筋弛緩薬は眠気やだるさの副作用があり，学校生活に支障をきたす可能性を考慮して使用せずボツリヌス療法を選択した．
- 長母趾屈筋と長趾屈筋に対するボツリヌス療法によりクロートゥは改善し，褥瘡の治癒とともに疼痛も消失し，野球部の練習に復帰できた．ボツリヌス療法実施前には，両親へ高額療養費制度の活用を提案した．

▌脳梗塞（50 歳，男性）

- 50 歳，男性．不規則勤務のある肉体労働者．脳梗塞により軽度の片麻痺が生じたが，リハビリテーション治療により麻痺は早期にほぼ回復した．ADL はすべて自立し，転院することなく，急性期病院から自宅に退院した．
- 患者は退院を前に復職への不安を抱いていたため，問題点を整理した．傷病手当金制度を説明するとともに，退院後も数週間は復職せずに自宅で，復職に向け運動プログラムに沿って就労や通勤に耐えられる持久力を高めていくよう指導した．
- 就労支援の手順に従って，患者，職場，医療者による支援のトライアングルを確立した（図

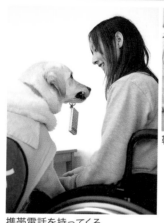

携帯電話を持ってくる

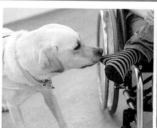

靴下を脱がせる

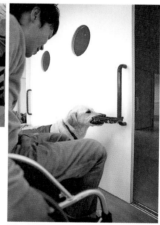

扉の開閉

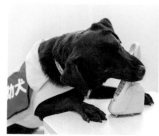

電話を探してくる

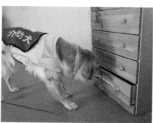

引出しから指示されたものを持ってくる

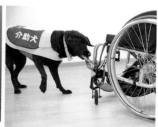

車いすを牽引する

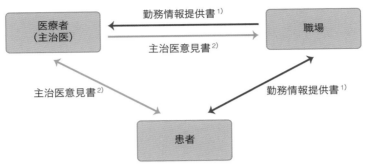

図 4-1　**支援のトライアングル**

患者・職場・医療者の 3 者が面談して情報を共有する. 勤務情報提供書や主治
医意見書といった文書による情報共有も忘れてはならない.
1) 勤務情報提供書は, 勤務内容に関する情報や医療者への質問などを患者が職
　 場と共同で作成する文書.
2) 主治医意見書は, 通院の必要性やその頻度, 就業継続可否, 疾患特性や障害
　 特性に基づき職場に求める医学的配慮などを記述した文書.

4-1). 職場へ提出する主治医からの意見書では, 復職当初の不規則勤務は望ましくないこ
と, 長時間の立位作業は困難であること, 疲労症状が出現しやすいため頻回の休憩が望ま
しいこと, などについて医学的根拠に基づいた記載を行い, 配慮を求める内容とした.
• 患者は意見書をもとに職場の産業医に面談し, 十分な配慮を得ながら段階的に復職を果たし
た. 意見書により不安が軽減され, 復職が円滑に進んだ例であった.

（橘　智弘）

外傷性脳損傷（高次脳機能障害）

①「社会での活動」と関連した疾患・障害特性

- 外傷性脳損傷は20歳台と50歳台に2相性のピークがある．主な原因は，前者では交通事故，後者では転落・転倒事故である．交通事故は転落・転倒事故に比し，高エネルギーが脳に及ぶため障害が重篤となりやすい．「社会での活動」として，若年層のためには就労が，後者は復職もしくは地域での活動が目標になる．
- 受傷時，左右の大脳半球は，脳幹，特に中脳を軸として前後に揺さぶられることが多い．その結果，前頭葉および側頭葉，脳梁，中脳に損傷をきたしやすく，後述する特徴的な障害像を呈する．
- 外傷性脳損傷の分類は，Gennarelli らの分類（表 4-2）がよく用いられる．急性硬膜下血腫は局所脳損傷に含まれているが，大脳への外力が大きいときに生じやすいことから，重度として扱う．びまん性脳損傷で問題となるのはびまん性軸索損傷である．
- 外傷性脳損傷の重症度を把握しておくことは重要である．重症度は，受傷時の意識障害の程

表 4-2　**Gennarelli らの分類**

①頭蓋骨骨折 skull injury
• 円蓋部骨折 vault fracture 　線状骨折 linear fracture 　陥没骨折 depressed fracture • 頭蓋底骨折 basiler fracture

②局所脳損傷 focal brain injury
• 急性硬膜外血腫 acute epidural hematoma；AEDH • 急性硬膜下血腫 acute subdural hematoma；ASDH • 脳挫傷 brain contusion • 外傷性脳内血腫 traumatic intracerebral hematoma；TICH

③びまん性脳損傷 diffuse brain injury；DBI
• 軽症脳震盪 mild concussion 　一時的な神経機能障害（記憶障害）のみで意識障害なし． • 古典的脳震盪 classical cerebral concussion 　6 時間以内の意識障害あり． • びまん性軸索損傷 diffuse axonal injury；DAI 　mild DAI：　　　昏睡 6〜24 時間 　moderate DAI：昏睡 24 時間以上，脳幹部障害なし． 　severe DAI：　　昏睡 24 時間以上，脳幹部障害あり．

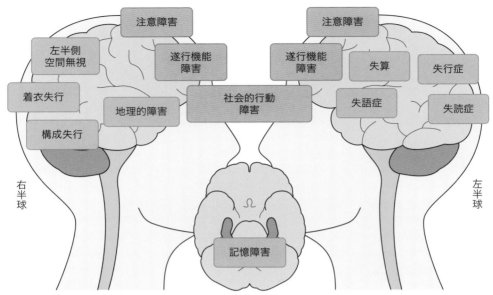

図 4-2　高次脳機能障害と主な責任部位

度と強い相関があり，Glasgow coma scale で，13〜15 点を軽度，9〜12 点を中等度，8 点以下を重度と分類している．

- 外傷性脳損傷によって発症する頻度の高い高次脳機能障害全般について，図 4-2 にその概略を主な損傷部位に対応して示す．いずれも「社会での活動」にあたって阻害要因となるが，最も問題となるのは，前頭葉の損傷によって生じる，注意障害，遂行機能障害，社会的行動障害である．重症度が増すに従い，これらの障害が深刻となる．

- 前頭葉性の注意とは，①注意を一点に集中する能力（選択性注意），②注意を維持・持続させる能力（持続性注意），③複数の刺激に同時に注意を向ける能力（配分性注意），④注意の方向を転換する能力（転換性注意）である．これらの機能が障害されると，雑踏のなかで特定の人と会話ができない，飽きやすい，長く仕事をするとミスが目立つなどの症状がみられる．

- 遂行機能とは，目的をもった一連の動作を，計画的，効果的に行う知的能力である．遂行機能障害も，前頭葉の損傷で表出するが，ほかの部位の損傷でもみられる．

- 社会的行動障害とは，社会性を低減する障害の総称である．意欲の低下・引きこもり・うつ状態などの発動性の問題，暴力・暴言・自己中心的・衝動性などの脱抑制の問題，病識の低下など自己内省の問題などである．こうした症状は，心因性要因によっても現れることがあるが，その場合は，高次脳機能障害とは区別する．

- 記憶障害も，高次脳機能障害が重度の場合頻度が高くなる．エピソード記憶，展望記憶，作動記憶などが障害される．

- 運動障害としては，運動失調（協調運動障害）がみられやすい．びまん性軸索損傷では，大脳が矢状面で動揺し，小脳から前頭葉に向かう遠心路が中脳背側で損傷されやすいためである．運動麻痺は，脳幹挫傷のように錐体路が損傷されない限り，軽度なことが多い．

- 外傷性脳損傷の重大な合併症として症候性てんかんがある．受傷後 8 日以降に発症する晩期

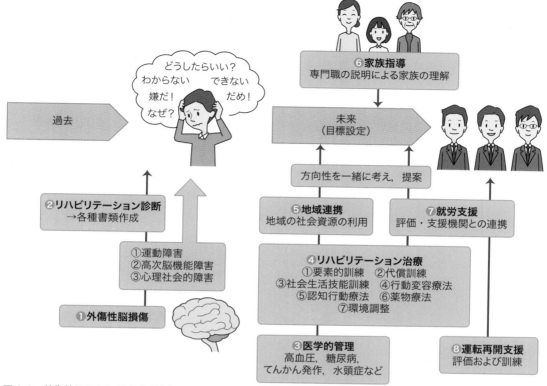

図 4-3　外傷性脳損傷に対する「社会での活動」を促す指導

てんかんの発症率は，重度では，受傷後 1 年で 7.1%，5 年で 11.5%，中等度では，受傷後 1 年で 0.7%，5 年で 1.6% とされている．

❷ 就学・就労の支援のポイント

- 図 4-3 に，外傷性脳損傷患者に対して医療機関が行う，「社会での活動」を促すための種々の指導内容をまとめた．
❶ 外傷性脳損傷受傷後には，運動障害および高次脳機能障害が残存する可能性がある．心理社会的障害とは，受傷によって生じた自己の役割の喪失，生きがいの喪失，社会的疎外感などに起因する心因性要因を指している．これらを最小限にすべく環境調整を行うことで心理社会的障害は軽減される．
❷ 高次脳機能障害の診断に基づいて，必要書類（障害者手帳，年金請求書，自賠責後遺障害診断書，労災関連の診断書，介護保険関連の主治医意見書など）を作成する．これらの書類は，患者の「社会での活動」を促すための必要条件である．
❸ 前述のように，てんかん発作をはじめとする合併症を有する場合があるので，医学的管理は欠かせない．特にてんかんのコントロールは就労や運転においては必須となる．
❹ 「社会での活動」に向けてのリハビリテーション診療は，①要素的訓練，②代償訓練，③社会生活技能訓練，④行動変容療法，⑤認知行動療法，⑥薬物療法，⑦環境調整を組み合

わせて行う.

❺高次脳機能障害のリハビリテーション診療は医療機関のみでは完結しない. 地域の社会資源の活用が求められる.

❻患者の生活環境の基盤は家庭である. 家族の患者理解とその対応方法について, 医療専門職から丁寧な説明による家族指導が行われることが重要である.

❼患者の「社会での活動」として就労は大きなウエイトを占める. したがって, 医療機関の就労支援機関との連携は欠かせない. 重度の場合の就労支援は長期にわたる連携が必要となる.

❽自動車運転再開を求める場合も多い. 運動機能, 高次脳機能の評価とともに, 実車評価が必要な患者も多い.

🗨 文献

・ 前田 剛, 他：頭部外傷の分類. 太田富雄(総編集)：脳神経外科学 3, 改訂 12 版. pp1866-1873, 金芳堂, 2016
・ Duong TT, et al：Relationship between strength, balance, and swallowing deficits and outcome after traumatic brain injury：a multicenter analysis. Arch Phys Med Rehabil 85：1291-1297, 2004
・ Szaflarski JP, et al：Post-traumatic epilepsy：current and emerging treatment options. Neuropsychiatr Dis Treat 11：1469-1477, 2014
・ 渡邉 修：前頭葉機能障害のリハビリテーション. Clin Neurosci 38：243-246, 2020
・ 渡邉 修：急性期および回復期病院の高次脳機能障害者に対する地域連携の在り方. 臨床リハ 23：1036-1041, 2014
・ 渡邉 修：地域連携により復職を達成し得た重度脳挫傷例. 臨床リハ 29：905-908, 2020

（渡邉 修）

3 脊髄損傷

1 「社会での活動」と関連した疾患・障害特性

- 脊髄損傷では合併症に対する治療の進歩により，四肢麻痺・対麻痺となっても，福祉用具の活用をはじめとする環境調整や職業リハビリテーションなどによって「社会での活動」が可能となってきた.
- 就学，就労，スポーツといった「社会での活動」を安定して送るためには，体調管理や自己管理を継続実行すること，十分な体力や耐久力を獲得する必要がある.
- 排泄管理，褥瘡などを含めた合併症予防に関する生活管理，身体機能維持を目的とした運動療法などが重要となる.

2 就学・就労の支援のポイント

┃ 就学（復学）支援

▶復学のタイミング

- なるべく受傷前に在籍していた学年に，慣れた環境での復学が望ましい. 留年を回避するために，課題の提出などで対応可能かなどの確認を行う.
- 体育祭や運動会，文化祭，修学旅行，卒業式や修了式などの学校行事への参加を本人が強く希望する場合，身体的なゴールに達していない場合でも，その時期に合わせて復学の検討を行う. その場合，夏休みなどを利用した入院によるリハビリテーション診療も考慮する.
- 小・中学校では復学先として通常の学級，通級指導，特別支援学級，特別支援学校から選択することになる. 特別支援学校は専門スタッフが配属され，身体的ケアの面では有利である.

▶学校との調整

❶環境面

- 車いすでの移動が必要となることが多く，復学にあたって環境面での確認事項は多い.

【通学，校内の移動】

- 通学の経路を確認し，能力に照らし合わせた移動方法を検討する.
- 自動車で登校する場合，乗降場所を確保し，屋根の有無などの確認もする.

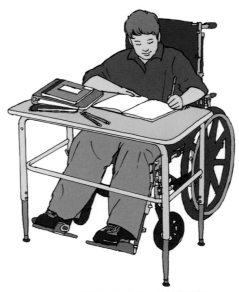

図 4-4　高さが調節できる車いす対応の机

- 校内の移動については，段差があればスロープの設置を行う．階段がある場合，エレベーターの設置，階段昇降機の設置，教室の変更などの検討が必要である．階段昇降機を使用する場合は車いすとの適合や操作に関する担当者を決めておく．

学習環境

- 使用予定の教室，図書室，体育館などの確認が必要である．
- 机の高さ，幅，構造のチェック（図 4-4），ロッカーなど個人物品の収納場所の確保を行う．移動や学習に電力を要する機器を使用する場合は電源も確保しておく．
- 空調設備や体調不良時の休憩場所を確認する．

排泄

- トイレでは入り口の幅やスペースを確認する．ベッド上で排泄を行う場合は部屋を確保する．
- 排泄物を処理する場所やカテーテルなどの衛生材料の保管場所を確保する．

❷支援面

- 担任はじめ数人の教師に介助方法を習得してもらう必要がある．介助員・補助教員をつける場合がある．
- 級友にも，膀胱直腸障害などの障害について理解を得る機会をつくる．
- 体育の授業では，見学になる場合が多いが，競技によっては審判として参加したり，ハンディをもらって参加する工夫もできる．
- 修学旅行などでは，事前に宿泊先のトイレや浴室などを確認しておく必要がある．

▶復学後のフォロー

- 復学後もさまざまな身体的・心理的問題が生じるため，適切なリハビリテーション診療を

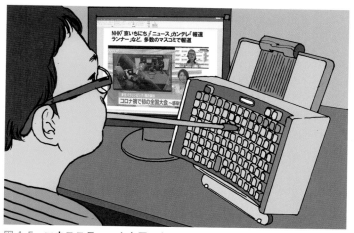
図 4-5　マウススティックを用いたコンピュータ操作

行う必要がある.
- 大きな課題がみられた場合には，夏休みなど長期休暇を利用して入院による対応を行い，今後の生活を支援していく.

就労支援

▶医学的管理

- 脊髄損傷者が就労するには，年間を通して安定した日常生活を送るための排尿・排便管理を行い，褥瘡・起立性低血圧・痙縮・疼痛などへの対応が必要とされる.特に，排便管理が困難で就労を断念する場合があり，この対策が重要である.

▶作業環境

- 脊髄損傷者は麻痺のために，座位で労働作業を行う場合が多い.長時間の座位に対して，車いすシーティングに問題はないか，座圧測定などによる評価を行っていく.
- 上肢に障害がある脊髄損傷者ではコンピュータのキーボード入力をマウススティックで行うのか（図 4-5），ジョイスティックで行うのか，入力装置を置く位置が適切か，机の高さ・コンピュータの位置や高さは適切か，チェックしておく必要がある.

▶職場調整

- 必要に応じてスロープの設置，車いす移動ができるスペースの確保，トイレ環境の調整，体温調整のための空調設置，体調不良時に休憩できるベッドや部屋の確保などの職場環境の調整が必要である.
- 職場では，疾患に対する理解があって，気軽に相談できる人間関係の構築が必要である.

- 自律神経過反射や褥瘡など，周囲にはわかりにくい合併症の対処を含め，職場にどのような配慮が必要か，就労する前に文書で担当者に伝えておくことが望ましい．

▶在宅就労

- 通勤が困難な場合や要介護状態でも，業務によっては，在宅で勤務することが可能となってきた．在宅就労ならば，長時間座位を避けることができ，排便障害があっても勤務できる．
- 在宅就労では仕事が終わっても自分の部屋にいるため，仕事と私生活の切り替えが重要である．

③ スポーツ活動の支援のポイント

- スポーツの効果として，身体面では，心肺機能の改善，持久力の向上，ADL 拡大などがある．また，生活習慣病の予防，褥瘡や肺炎の発症予防などの効果も示されている．運動によるセロトニン，ノルアドレナリン，ドーパミンの活性化も心理面でよい刺激となる．
- 「社会での活動」としてスポーツをすることは前向きな気持ち，ストレス解消，抑うつ・不安の改善に役立つ．積極的に外出する意欲を生み，地域生活における健康維持，社会的役割の回復などが図れ，QOL の向上や健康的で豊かな社会生活へと結びつく．
- 注意すべき点として，T5 より上位の損傷では自律神経障害を生じるため，運動中は心拍数が 110〜130 拍/分程度までしか上昇しないこと，肋間筋の麻痺のため分時換気量の上昇も制限されること，があげられる．
- 自律神経障害により発汗障害，体温調節障害によりうつ熱をきたしやすい．グラウンドや体育館の温度が高いときは木陰など涼しい場所に移動し，送風，氷嚢などで冷却する．アルコールの気化熱を利用した全身清拭，冷たい濡れたタオルで拭く，霧吹きで顔面に水をかけるなどで対応することもある．
- 下肢の麻痺により上肢に負担がかかる競技では，肩や肘に傷害をきたすことも多い．超音波検査による早期診断が有用である．

文献
- 吉橋 学：小児の脊髄損傷・復学支援．神奈川リハビリテーション病院脊髄損傷リハビリテーションマニュアル編集委員会（編）：脊髄損傷リハビリテーションマニュアル，第 3 版．pp281-286，医学書院，2019
- 伊藤良介，他：脊髄損傷者の復学，進学．住田幹男，他（編著）：脊髄損傷者の社会参加マニュアル．pp32-39，NPO 法人日本せきずい基金，2008
- 横山 修，他：身体障害．総合リハ 45：685-690，2017
- 石井宏明：脊髄損傷者の体育・スポーツ．神奈川リハビリテーション病院脊髄損傷リハビリテーションマニュアル編集委員会（編）：脊髄損傷リハビリテーションマニュアル，第 3 版．pp223-233，医学書院，2019
- 河﨑 敬：脊髄損傷と障がい者スポーツ．臨床リハ 29：733-740，2020

（横山 修）

4 切断

① 「社会での活動」と関連した切断の特性, 義肢の特徴

▌上肢切断と義手

- 上肢切断の原因は, 外傷が約半数を占めている. 切断のレベルでは, 指切断を含めた手部の部分切断が8割を超える.
- 義手には装飾用義手, 能動義手, 作業用義手, 筋電義手などがあるが, 約8〜9割が装飾用義手である. 片側切断ではADLの80〜90%をカバーできる.
- 能動義手は汎用性に優れるが, 重作業や機器の頻回使用に対しては, 作業用義手が有用である. 用途により手先具を交換できる.
- 筋電義手はハンド型が一般的だが, 作業用の手先具もある. 筋電義手では, ハーネスを使用しないため, 手先具の開閉が肢位にかかわらず可能であり, 把持力が強いなどの利点がある.

▌下肢切断と義足

- 下肢切断の原因は, 外傷や感染の割合が減少し, 約7〜8割を末梢循環障害が占めるようになった. 下肢切断のうち下腿切断が約4割, 大腿切断が約3割である.
- 末梢循環障害による切断では, 基礎疾患があるため5年生存率が5割程度である.
- 下肢切断では, 断端長が短いほど, 義足歩行に必要なエネルギー量は増える. 膝の機能が残ると必要エネルギー量は抑えられ, 歩行能力も高くなる.
- 義足は部品の交換が可能な骨格構造が主流になっている.
- ライナーは, ソケットの懸垂の補助とクッションとしての役割を果たす. 素材にはシリコーン以外にもコポリマーやウレタンなどがある.
- 膝継手は, 中等度から高度の負荷のある活動では遊脚相を重視したものが選択される. 電子制御膝継手は, 立脚・遊脚相ともに制御できるため, 坂道, 人混み, 公共機関などハードな環境にも適応しやすい.

❷ 関連諸制度の活用のポイント

▎義肢の支給

- 切断後，製作される義肢は，医療保険〔労働者災害補償保険（労災保険）を含む〕で処方され，仮義肢（訓練用義肢）と呼ばれている．退院後，生活で使用する義肢は，労災保険や障害者総合支援法で支給され，本義肢（更生用義肢）と呼ばれている．
- 本義肢適合の判定は原則，更生相談所が直接行うが，書類判定を併用している自治体もある．
- 仮義手は，主に能動義手が処方されるが，本義手では，多くは装飾用義手が選択される．
- 仮義足は，本義足と同構造のものが処方されることが多い．本義足では実生活での活動に合わせたパーツが選択される．
- 義肢の更新では，殻構造ではすべて再交付となるが，骨格構造では必要な部品のみの交換となる．
- 筋電義手は，労災保険では，障害（補償）給付を受けた場合，または受けると見込まれる場合で一定の要件を満たせば，両側・片側切断ともに給付の対象となる．障害者総合支援法では，特例補装具の扱いとなる．

▎身体障害認定

- 身体障害認定における障害固定の時期は，切断（手術）後となる．等級は，片側，両側，切断のレベル（部位，断端長）などで定められている．

▎自動車運転

- 新規に自動車運転免許（以下免許）を得る場合には，運転試験場（以下試験場）などでの適性相談に基づき教習方法を選択し，教習後または教習なしに運転試験免許試験を受け，免許を得る．
- 免許所持で再開する場合は試験場で臨時適性検査を受ける．適格審査を受けて，条件などが付与される場合には車両を用意して運転再開となる．
- 切断者では，身体状況や運転技能により，運転補助装置（手動式のアクセル・ブレーキなど），オートマチック（AT）限定などの条件が必要となることがあるが，通常，普通，普通第二種（旅客運送目的）の免許の取得や更新ができる．

❸ 就学・就労の支援のポイント

▎就学支援

- 上肢切断（片側）では，図工，家庭，音楽（楽器），体育などに特別の配慮が必要であり，下肢切断（片側）では体育のほか，遠足や運動会などの課外活動に配慮が必要となる．

- 義手のフック型手先具はハンド型に比べ機能的に優れるが，装飾性に欠けるため，切断児および家族の心理面を考慮する．小学校からは両手動作の機会がふえ，義手の必要性が増す．
- 小児では，成長対応が必須であり，ソケットの更新が頻回となる．切断端の過成長の問題もあり，フォローアップが重要である．
- 義足では，水にぬれる機会が多い場合は殻構造を選択するが，成長期には骨格構造が対応しやすい．
- 学童期のスポーツには，小児用のスポーツ義足もある．

▌ 就労支援

- 職業復帰率は，上肢・下肢切断ともに70〜80%を超え，ほかの疾患に比べ高率である．
- 就労を阻害する問題としては，義肢の不適合や断端痛などの断端の問題がある．
- 就労にあたっては，リハビリテーション科医，職域の担当者，産業医が十分な連携をとり，切断者を交えて通勤と職場全般について検討する．実地で仕事の内容を確認することは有用である．
- 職場復帰の場合は，切断前の職場に戻る現職復帰と，仕事内容を変更する職場配置転換がある．職場配置転換ではデスクワークが選択される傾向にある．下肢切断では屋外不整地での作業は難しいことが多い．
- 新たに職業スキルを身につける必要がある場合には，離職者訓練・求職者支援訓練（ハロートレーニング）が，職業リハビリテーションセンター（国立）や障害者職業能力開発校（国，都道府県）で行われている．
- 通勤では公共交通機関で長時間の立位や乗り換えが多い場合には，膝折れ防止機構に優れた電子制御膝継手が有用である．
- 義手では，シリコーン製グローブは，精巧に手を模すことができるため，接客業などで外観が重視される場合に有用である．また，作業内容によっては作業用義手を検討する．水や有機溶剤を扱う場合は，能動義手が有用である．
- 義足では，農業などでドリンガー足部を用いることもある．高度の負荷がある職務では，高機能の膝継手や足部が有用である．

▌ 断端・義肢の自己管理

- 学校・職場生活では長時間義肢を装着し続けることが多く，断端および義肢の管理が重要となる．
- ソケット内は湿度が高く，皮脂や汗がたまりやすいので，断端は常に清潔に保ち，鏡などで全周を確認する習慣をつける．毛嚢炎，水疱，接触性皮膚炎，皮膚潰瘍などを生じやすい．ライナーやソケットも定期的に洗浄する必要がある．
- 断端痛の原因として骨棘を生じている場合がある．

❹ スポーツ活動の支援のポイント

▍参加できるスポーツ種目

- 切断者が参加できるスポーツ種目は，ウォーキング，陸上競技，テニス，卓球，バスケットボール，アーチェリー，ウェイトリフティング，ゴルフ，乗馬，自転車，ボート，サーフィン，スキー，スノーボード，登山などスポーツ全域にわたっている．競技スポーツでは，障害の種類や程度により，クラス分けが行われる．

▍スポーツ用義肢

- 日常のスポーツでは，生活用の義肢をそのまま使う場合もあるが，競技スポーツでは，競技に特化したスポーツ用義足が使用される．
- スポーツ用義肢では，軽量性，耐久性，操作性に加え，競技者の身体を保護する役割も求められる．素材には，カーボン繊維などを含む強化繊維プラスチック（carbon fiber reinforced plastic；CFRP）やチタン合金などが使用される．ソケットのライナーには，懸垂性とクッション性をもつシリコーン製が主流である．
- スポーツ用義肢は，生活用の義肢に比べ高額で，基本的に自己負担である．
- 切断者の競技スポーツでは，その分野に精通した義肢装具士，リハビリテーション医療関係者，トレーナー，エンジニアなどのサポートが必要である．義足での歩行と走行ではトレーニング方法が大きく異なる．

▍各スポーツに使用される義肢

- 陸上競技用の義足では，CFRPを含むエネルギー蓄積型走行用足部（通称「板バネ」）が使用される（図4-6）．荷重のエネルギーの80〜90%を地面を押す力に変換できる．足底にはスパイクを配置することが多い．
- 膝継手の選択は，競技種目によって異なる．スプリント競技では，走行速度に追従できる屈曲抵抗をもつコンパクトな油圧制御膝継手が用いられる．一方，多方向へ動くスポーツでは，イールディング機構などの膝折れ防止機構をもつ継手が用いられる．
- サーフィン，ボート，ヨットなどでは，耐水性，耐錆性のあるパーツが用いられる．水泳では，水泳用義足もあるが，障害者水泳競技では，義足装着が認められていない．
- スキーやスノーボードでは，防水性に加え，膝・足関節の屈伸の繰り返し負荷に耐える空圧や油圧制御の膝継手が使用される．

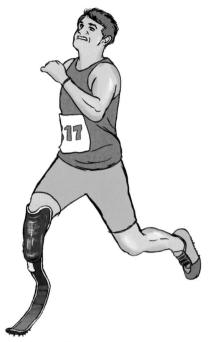

図 4-6　**スプリンター用の義足**

🔵 文献

- 身体障害者に対する適性試験(運動能力)実施の標準について(通達)．警察庁丙運発第 17 号．令和元年 9 月 19 日
- 加倉井周一：小児切断と義肢．リハ医学 20：123-128，1983
- 田中宏太佳：医学的リハビリテーションからみた切断・脳卒中・脊髄損傷患者の職場復帰の現状と課題．Jpn J Rehabil Med 50：11-15，2013
- 里宇文生，他：下肢切断者のパラスポーツへの参加とスポーツ用義足の使用．Jpn J Rehabil Med 55：406-409，2018

（和田　太）

脳性麻痺

① 「社会での活動」と関連した疾患・障害特性

- 脳性麻痺とは，周産期に生じた脳の非進行性病変による運動機能の障害を指す．運動障害，姿勢異常，筋緊張異常などが出現する．痙直型が多く，アテトーゼ型，失調型，低緊張型がある．

- 早期診断・早期療育が重要である．頚定，寝返り，立位，歩行などの遅れ，筋緊張異常などで脳性麻痺と気づかれることが多く，3〜4か月健診，1歳6か月健診などがチェックポイントである．NICU（neonatal intensive care unit）などで筋緊張異常などに気がつかれ早期からリハビリテーション治療が行われることもある．

- 脳性麻痺が疑われると，地域の療育センターや児童発達支援センターなどで療育が行われる．療育などの制度利用に障害者手帳，障害福祉サービス受給者証が必要であり，制度利用のためにも可及的速やかに手続きを行う．

- 脳性麻痺の原因は不明な点が多いが，分娩時にも障害が生じうる．重度脳性麻痺児とその家族の経済的負担を補償する制度として，無過失補償である「産科医療補償制度」が2009年に創設された．準備一時金の600万円に加え補償分割金として年120万円ずつ20回の計3,000万円が支給される．原資は，保険者から支給される出産育児一時金に掛け金分が含まれ，分娩機関を通して運営組織が掛け金を集め，損害保険会社に保険をかけて用意されている．支給を受けるためには医師の診断書が必要である．

- 出生時から成人期以降も長期的に医学的フォローが行われる．成長や加齢に伴う二次障害による機能低下に注意しなければならない．二次障害として痙直型では変形性股関節症，アテトーゼ型では頚椎症性脊髄症が多くみられ，「社会での活動」を大きく阻害するため適切な対応が必要である．

② 就学・就労の支援のポイント（図4-7）

- 療育とは，日本におけるリハビリテーション医学・医療の祖とされている高木憲次医師が障害児に対して行った医療・教育・職能の付与を3つの柱とする生活全般にわたる総合的な取り組みである．

- 療育センターには医師，看護師，理学療法士，作業療法士，言語聴覚士，児童指導員，介護福祉士，保育士，管理栄養士，公認心理師／臨床心理士などの専門職がおり，子どもの発達段階や障害の種類に応じた支援を行っている．近年，発達障害児が増えており，療育セン

障害児通所系	障害児支援に係る給付	児童発達支援	児	日常生活における基本的な動作の指導，知識技能の付与，集団生活への適応訓練などの支援を行う
		医療型児童発達支援	児	日常生活における基本的な動作の指導，知識技能の付与，集団生活への適応訓練などの支援及び治療を行う
		放課後等デイサービス	児	授業の終了後又は休校日に，児童発達支援センター等の施設に通わせ，生活能力向上のための必要な訓練，社会との交流促進などの支援を行う
訪問系 障害児		新規 居宅訪問型児童発達支援	児	重度の障害等により外出が著しく困難な障害児の居宅を訪問して発達支援を行う
		保育所等訪問支援	児	保育所，乳児院・児童養護施設等を訪問し，障害児に対して，障害児以外の児童との集団生活への適応のための専門的な支援などを行う
入所系 障害児		福祉型障害児入所施設	児	施設に入所している障害児に対して，保護，日常生活の指導及び知識技能の付与を行う
		医療型障害児入所施設	児	施設に入所又は指定医療機関に入院している障害児に対して，保護，日常生活の指導及び知識技能の付与並びに治療を行う
相談支援系	相談支援に係る給付	計画相談支援	者 児	【サービス利用支援】 ・サービス申請に係る支給決定前にサービス等利用計画案を作成 ・支給決定後，事業者等と連絡調整等を行い，サービス等利用計画を作成 【継続利用支援】 ・サービス等の利用状況等の検証（モニタリング） ・事業所等と連絡調整，必要に応じて新たな支給決定等に係る申請の勧奨
		障害児相談支援	児	【障害児利用援助】 ・障害児通所支援の申請に係る給付決定の前に利用計画案を作成 ・給付決定後，事業者等と連絡調整等を行うとともに利用計画を作成 【継続障害児支援利用援助】
		地域移行支援	者	住居の確保等，地域での生活に移行するための活動に関する相談，各障害福祉サービス事業所への同行支援等を行う
		地域定着支援	者	常時，連絡体制を確保し障害の特性に起因して生じた緊急事態等における相談，障害福祉サービス事業所等と連絡調整など，緊急時の各種支援を行う

※障害児支援は，個別に利用の要否を判断（支援区分を認定する仕組みとなっていない）
※相談支援は，支援区分によらず利用の要否を判断（支援区分を利用要件としていない）
(注) 表中の「者」は障害者，「児」は障害児であり，利用できるサービスにマークを付している.

図 4-7 障害児に対する支援の体系

（厚生労働省 Web サイト．https://www.mhlw.go.jp/content/12200000/000360879.pdf）

ターの受診に数か月以上待つという状況も出現している.

- 療育センターを補い療育を提供する目的で児童発達支援事業が 2012 年の児童福祉法改正により設けられた．児童発達支援事業は，就学前の障害児に対して地域で療育を行い家族支援をする役割をもち，児童発達支援センターと児童発達支援事業所の 2 種類の形態がある．前者は地域の障害児やその家族への相談，障害児を預かる施設への援助・助言を行うなど地域の中核的な療育支援施設である．後者は，障害児や家族に対する支援を行う通所施設である.

- 療育センター，児童発達支援センター，児童発達支援事業所のほかに障害児を受け入れる保育園などもあり，自治体による支援もある．幼少期より障害児と分け隔てなく生活するインクルーシブ教育は，障害児にとっても，周囲の子どもにとっても意義がある．療育センターで保育園の保育士が障害児に対する医療的な知識を得たり，逆に療育センター職員が保育園での課題を確認したりする取り組みが行われている.

- 障害児にとって，小・中・高の 12 年を過ごす学校の選択は重要であり，小学校の入学が大きな節目になる．教育の場としては，特別支援学校（旧養護学校），特別支援学級，通級による指導，通常の学級がある．どこを選ぶかは本人と保護者が決めるが，市町村の教育委員会とも相談が必要である.

- 障害児の教育を考えたとき，それぞれの学校にメリット，デメリットがある．その子どもが

よりよい成長をするためにどこが最も適しているのか，安心して無理なく通学できるのかという視点が大切で，保護者や家族の負担も考慮しなければならない．

- 障害者基本法で示され，学習指導要領にも「交流及び共同学習」が位置づけられており，特別支援学校でも通常の学級との交流がすすめられている．

- 学校以外の時間について，放課後等デイサービスという仕組みがあり，障害児の自立支援，集団生活への適応訓練などを行いながら学童保育の役割を果たし，働く保護者の支援にもなっている．

- 小学校の高学年から中学校に入るころ，脳性麻痺児も身体のバランスが大きく変わり，整形外科手術を受けるための入院などもある．入院中の教育を保証するため小児医療センターや大学病院などには院内学級がおかれている．生命にかかわる治療が優先されることは当然だが，入院中も患児の教育を受ける機会を確保する努力が必要である．

- 近年，重度障害児の「社会での活動」が重視され，導尿や気管吸引などの医療的ケアを必要とする児童・生徒（以下，医ケア児）への対応が課題になっている．これまでは医療職が行うべき処置であっても，日常的に必要なこととして家族に許されている医療行為である場合は，保護者が学校で待機し，必要時に対応することで通学が可能であった．現在では，保護者の大きな負担を軽減させるために学校における安全な医療的ケアの提供が必要とされている．

- 小学校から高等学校までは通常の学級から特別支援学校まで選択の余地がある．しかし，高等学校卒業後の進路については，少ない選択肢から選ばなければならないのが実情である．18歳を境に対応する法律が児童福祉法から身体障害者福祉法に変わり，障害児から障害者になる．補装具の判定が更生相談所になり，補装具交付種目が変わることもあり，制度利用の際に注意を要する．

- 高等学校卒業後の進路には，進学，就労，教育訓練機関（専修学校，各種学校，障害者職業能力開発校），社会福祉施設（障害者就業・生活支援センター，障害者支援施設，更生施設，授産施設，医療機関）などがある．

- 社会福祉施設に進む障害者の割合が高く，なかでも，各障害種別の福祉法の体系下にはない法外施設である地域作業所・活動ホーム・小規模通所授産施設などへの通所が多い．

- 経済的な自立という観点では，20歳になると障害年金の対象となるため，年金受給のための情報提供，診断書の作成などの支援を行う．生活保護を受けるために世帯分離などが必要になることもある．生活支援のために利用できる制度も多いが，特に経済的支援の制度利用が重要である．

- 多くの小児病院では15〜18歳以降に成人の診療科に移行する．診療環境が変わることに戸惑いが生じる．日本ではリハビリテーション科医は小児から成人，高齢者まで対応しており，診療科の移行に際して対応できることも多い．

- 成人の診療科に移行した後，二次障害が問題になる．進学，就労などがうまくいった場合でも，日常生活で身体に過度の負荷がかかっていることも少なからずある．また，加齢による機能低下が健常者よりも早い時期に進むことが多い．機能を温存するための生活様式の提案や介護保険の導入など先を見通した支援が必要である．

❸ スポーツ活動の支援のポイント

- 脳性麻痺などの障害児がスポーツをする機会は，主に学校になる．通常の学級で健常児と一緒にスポーツができることは望ましいが，車いすや補装具が必要で，参加が困難なこともある．しかし，スポーツをすることは活動範囲を拡げるだけでなく，身体機能を高めることにつながり，QOL を高めるためにも重要なポイントである．できるかぎり参加できるように支援する．

- 毎年開催される全国障害者スポーツ大会では，身体障害者手帳をもっている 13 歳以上で，中学校，高等学校に在学中の障害児には参加資格がある．都道府県，政令指定都市での選手選考では，地域の障がい者スポーツの振興を図る観点から，大会出場未経験者の出場に配慮するとされている．団体競技以外は一生に一度の参加となることもある．競技レベルは下がるが全国障害者スポーツ大会出場のハードルを下げる配慮がされている．大会参加を目標に競技に打ち込むきっかけとなり，選手団として一緒に過ごし，肢体不自由，知的，視覚，聴覚など他の障害児・者との交流をもつことができる．保護者から離れ，知らない町に行く貴重な機会にもなる．

- 脳性麻痺児が参加できるスポーツ競技としてはボッチャ，7 人制サッカー，車いすサッカー，陸上競技で電動車いすでのスラローム，投てき競技としてビーンバッグ投などがある．

- 水泳は不必要な筋緊張を落とすことから，訓練としても活用されており，脳性麻痺児・者にも適したスポーツ種目である．乗馬療法は痙縮への効果などがあり，治療としても活用できる．競技としての障害者乗馬もパラリンピックの種目である．2 本のスキーにリンク機構とシートを付けたバイスキーは体重移動で操作ができるため，脳性麻痺がある場合でも取り組める．

- 脳性麻痺児・者の「社会での活動」の場として，また，身体機能の向上の観点からスポーツ活動の機会があることは望ましい．そのためにも支援者の障害者のスポーツ活動に対する知識の普及と支援体制の充実が望まれる．

🗨 文献

- 伊藤利之(監修)：こどものリハビリテーション医学—発達支援と療育，第 3 版．pp131-145，医学書院，2017
- 日本医療機能評価機構：産科医療補償制度．http://www.sanka-hp.jcqhc.or.jp/outline/system.html(2020.11.26 アクセス)
- 文部科学省：特別支援教育について．https://www.mext.go.jp/a_menu/shotou/tokubetu/main.htm(2020.11.26 アクセス)

（根本明宜）

6 神経・筋疾患

1 「社会での活動」と関連した疾患・障害特性

- 神経筋疾患（neuromuscular disorders；NMD）の病変部位は，運動ニューロン（脊髄前角細胞や脳神経の運動神経核），脊髄神経根，脳神経，末梢神経，神経筋接合部，筋肉である．わが国ではしばしば用いられる「神経・筋疾患」は NMD と中枢神経疾患（central nervous system disorders；CNS disorders）の一部を含み，本項では後者を対象として解説する．

- リハビリテーション診療の対象疾患は成人では，筋萎縮性側索硬化症，ポリオ，Charcot-Marie-Tooth 病，慢性炎症性脱髄性多発根神経炎，Guillain-Barré 症候群，重症筋無力症，筋ジストロフィー，封入体筋炎などがある．小児では，筋ジストロフィー，脊髄性筋萎縮症（spinal muscular atrophy；SMA），先天性ミオパチーが多い．

- 神経・筋疾患の多くは，原因が不明で，治療法も確立されていない，長期の療養を必要とする「難病」や，難病のうち患者数が一定の基準（人口の 0.1% 程度）より少なく，客観的な診断基準が確立している「指定難病（333 疾患，2020 年 9 月現在）」に含まれる．指定難病の疾患群「神経・筋疾患」には，CNS disorders である Parkinson 病，多発性硬化症，脊髄小脳変性症などがある．一方，ポリオはいずれにも含まれない．

- 障害を受けた神経や筋肉は過用性筋力低下（オーバーワーク，オーバーユース）をきたしやすく，「日常での活動」や「社会での活動」において対応が必要である．活動は低負荷，高頻度が基本であり，翌日に筋肉痛が残らない程度，採血で CK 値が上がらない負荷量が目安となる．

- 個々の機能障害に応じて，杖・装具などの補装具や車いすを活用し，適切な環境調整を行う．疾患・障害特性として，病気の進行や加齢，ライフステージにより，同じ患者でも必要な支援が変化していくことに注意する．

- 指定難病のうち，病状が厚生労働大臣が定める程度である場合，継続的な高額医療費の負担がある場合は，難病医療費助成の対象となる．身体障害者手帳を取得していない難病患者のうち，障害者総合支援法の対象疾患（難病など）（361 疾患，2020 年 9 月現在）では，日常生活や就学・就労のために継続した使用が見込まれる補装具の支給を受けることができる．医師は，難病患者の身体症状の変動状況や日内変動の状況を勘案して意見書を作成する．

② 就学・就労の支援のポイント

▍就学支援

- 義務教育段階では，小・中学校の通常の学級，通級による指導，特別支援学級，特別支援学校がある．学校教育法施行令により，障害の状態，本人の教育的ニーズ，本人・保護者の意見，専門家の意見，学校や地域の状況などを踏まえて総合的な観点から就学先を決定する（Ⅱ-3 参照）．疾患特性上，変化する運動機能に応じてタイムリーで柔軟なサポートが重要である．

- 肢体不自由児の原因疾患は，脳性麻痺などの脳性疾患に次ぎ，筋ジストロフィーなど筋疾患が多い．肢体不自由児の障害では，下肢麻痺が最も多い．一般に，通常の学級に通う肢体不自由児は移動の自立度が高いが，特別支援学校では独歩や移動の自立度が低く，主に車いすが校内の移動に用いられる．

- 歩行可能な Duchenne 型筋ジストロフィーでは，従来は特別支援学校に通う施設入所児が多かったが，近年は特別支援学級の併設などの対応により，地域の小学校に通う在宅児が増えている．また，歩行が困難になる小学校高学年ごろから特別支援学級への転級や特別支援学校への転校が増加し，中学生以上では特別支援学校が通学先の半数以上を占める．

- 重度の運動機能障害がある場合，操作能力が保たれていれば，小児期から移動手段として電動車いすを考慮する．肢体不自由児にとって移動能力の獲得は，多面的な発達に寄与する．電動車いすの支給対象年齢は学齢期以上が望ましいとされる．一方，電動車いす導入率が 8 割以上の SMA Ⅱ 型では，半数以上は学齢期までに使用を開始し，その 6 割は各自治体の判断で補装具として交付されたとの調査報告がある[1]．

▍就労支援

- 就労形態は，一般就労（正規雇用，非正規雇用），福祉就労〔就労移行支援事業，就労継続支援事業（A 型・B 型），就労定着支援事業〕，その他（自営業，内職）がある．

- 神経・筋疾患を含む難病患者の調査では，就職活動経験者の 80％ は就職に成功し，30％ が理解や配慮を得て就労を継続している．一方，半数弱は難病に関連した理由で離職している．

- 無理なく働くため，仕事による疲労を十分に回復できるような勤務時間，休日・休憩，通院などの条件を考え，職場の理解や配慮を得ることも重要である．

- 障害者の健康管理と職業生活の両立を支えるネットワークには，保健，医療，福祉，生活，労働，教育など多彩な専門分野，職場がかかわっている（Ⅱ-4, 5 参照）．また，難病患者に特化した支援として，難病情報センター，難病患者就職サポーター，難病相談支援センターにおける就労支援（図 4-8），保健所の難病支援活動，患者会のピアサポートなどがある（表 4-3）．

- 医療機関では，担当医師，リハビリテーション科医，リハビリテーション専門職，看護師，医療ソーシャルワーカーなどがかかわる．医療関係者と患者に加え，必要に応じて職場の関係者もともに考える場を設ける．一般に馴染みのない神経・筋疾患も多いため，疾患や障害

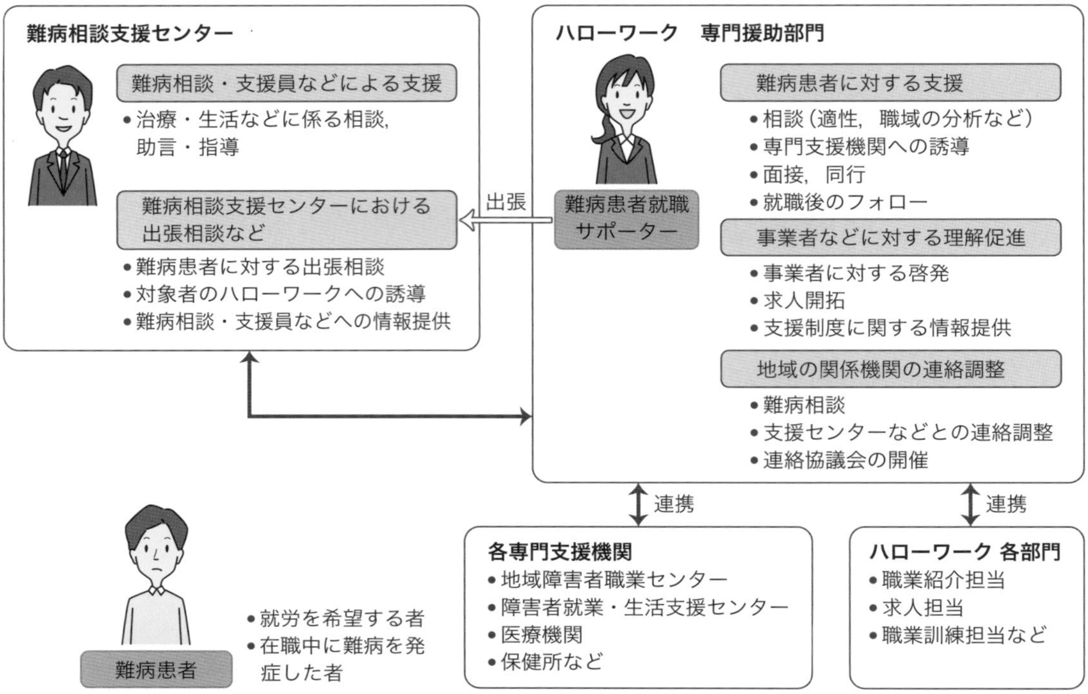

図 4-8　**難病患者就職サポーターと難病相談支援センターの連携と就労支援**
（健康管理と職業生活の両立ワークブック　難病編．p61，2018 より一部改変）

表 4-3　**難病に対する就労支援**

難病情報センター	難病について，患者，家族，医療関係者向けに，病気，就労情報，医療費助成，患者団体一覧，各種サービス・制度案内，相談窓口などの情報をインターネットで公開している．「健康管理と職業生活の両立ワークブック 難病編」を入手できる．
ハローワークの難病患者就職サポーター	各都道府県 1 か所以上，ハローワークの障害者の専門援助窓口に配置される．難病相談支援センターと連携し，就労を希望する難病患者に対して総合的な就労支援を行う．
難病相談支援センター	各都道府県に設置される．難病患者就職サポーターの出張相談日を設けたり，就労支援員を配置したりして，地域の実情に合わせた就労支援を行う．その他，生活上の相談支援，地域交流活動の促進，講演会・研修会の開催の事業を行う．運営主体は，県庁や県立病院の行政直営，当事者，難病診療の拠点病院，NPO，医師会，社会福祉協議会など．
保健所の難病支援活動	保健師による広域的かつ専門的技術支援が行われる．難病医療費助成の申請から，地域の患者数や療養状況を把握し，在宅難病患者の療養相談などを受ける．難病相談支援センターなど地域の支援機関と連携して，就労相談支援を行う．
患者会のピアサポート	当事者視点の就労支援を行う．就労継続で重要な「自分の病気を知る」「相手（事業所や同僚・上司など）の立場や気持ちになる」「日常生活の体調の変化にスムーズに対応するために必要な手段を準備する」こと，これらを体験者から得たり，仲間と共有したりするのに適する．

への正しい理解を促し，職場で必要な配慮を得ることで，就労生活を支援できる．主治医の就労に関する意見書，事業所からの就業・職場環境に関する情報提供書は，複数の様式が公表されており活用できる．

- 障害者手帳の取得は就労に有利な場合がある．背景に，事業者は法定障害者雇用率の遵守を求められることがある．また障害年金は，働けなくなった場合だけでなく，治療や体調管理のために1日に数時間，1週間に数日，などといった形で労働時間を短縮した場合でも，給与所得と組み合わせて受給することができる．

- 神経・筋疾患では病気の進行のために療養の過程で障害者手帳の該当項目が増えたり，障害等級が変わったりすることがある．その場合，適切な時期に新規申請・更新が必要となる．

- 障害者の就労に関する事業者への助成に，「障害者トライアル雇用事業」がある．これはハローワークなどの紹介により，新しく障害者を一定期間（原則3か月）雇用する際に適用される．試行雇用により相互理解を深め，継続雇用への移行のきっかけとする目的であり，本人と雇用側の両者に有用である．また障害者の就労継続に関する事業者への助成「障害者雇用安定助成金（障害者職場定着支援コース等）」は，2021年4月（予定）以降，職場定着の措置や職場適応の援助を行う事業者への助成「キャリアアップ助成金」「障害者介助等助成金」などへ一部変更の上，支援される．

- 難病特有の就労に関する事業者への助成に，身体障害者手帳を所持していない難病患者（361疾患，2020年9月現在）を新しく雇い入れる際の「特定求職者雇用開発助成金（発達障害者・難治性疾患患者雇用開発コース）」がある．

- 「健康管理と職業生活の両立ワークブック（難病編）」は，各種支援，関連諸制度，さまざまな具体事例が掲載されており参考になる．

③ スポーツ活動の支援のポイント

- 疾患の特性上，スポーツ活動に関する報告は少ない．オーバーユースや持久性低下の点から，能力に応じて負荷量を調整して取り組む必要がある．

- 筋ジストロフィーにおける電動車いすサッカーでは，競技用電動車いすの安全配慮，呼吸や心拍数に応じて，スポーツ時の人工呼吸器使用や途中交代制度を活用した頻回休憩などの対応が必要となる．

文献
1) 長谷川三希子，他：小児期発症脊髄性筋萎縮症患者における電動車椅子の実態調査．理学療法学 47：78-84, 2020
・ 平成29年度厚生労働行政推進調査事業費補助金（難治性疾患等政策研究事業（難治性疾患政策研究事業））「難病患者の地域支援体制に関する研究」班：健康管理と職業生活の両立ワークブック　難病編．2018

（蜂須賀明子）

循環器疾患

❶ 「社会での活動」と関連した疾患・障害特性

- 少子高齢化による労働人口の減少に対応するため，国は定年延長による高齢者の就業促進に合わせ，疾患の治療と仕事の両立を重点政策として推進している．40歳台から年齢とともに有病率が上昇する循環器疾患も重要な対象である．
- 2018年に成立した脳卒中・循環器病対策基本法においても，循環器病患者および循環器病の後遺症を有する者のQOLの向上に係る施策が定められ，就学・就労などの「社会での活動」の促進のため保健，医療，福祉における関係機関の連携協力体制の整備などの施策を講じるとされている．
- 循環器疾患には，狭心症・心筋梗塞などの虚血性心疾患，心筋症，先天性心疾患，不整脈，心臓弁膜症，心不全，末梢動脈疾患などがあり，病態・症状・経過は多種多様である．
- 同一病名であっても症状や重症度によって生活への影響は大きな幅がある．また，薬物療法，カテーテル治療，デバイス植え込み術などを含む手術療法など，治療方法によっても就学・就労に与える影響の度合いや期間が異なる．
- 循環器疾患の特徴として，①がんなどと異なり，就労の負荷が症状悪化を招くおそれがあること，②内因性疾患であるため患者の抱える病状が同僚や上司から認識されにくいこと，③思いがけなく失神したり突然死したりする急変リスクがあること，④病状改善後も再発リスクがあり，治療の継続や生活習慣の改善が必要であること，などがあげられる．

❷ 就学・就労の支援のポイント

- 労働安全衛生法では事業者に安全配慮義務が課せられている．特に心不全や失神のリスクが高いものについては業務に伴う疾病の悪化・事故・労働災害を防ぐための配慮を行う必要があるとされている．しかし，必要以上のリスク管理は就労を制限することになり，退職に追い込んでしまう可能性がある．
- 循環器疾患における「社会での活動」を支援するポイントは，医療機関による適切なリスク評価に基づき，学校や職場において許容しうるリスクと対応可能な配慮を見極めること，バランスをとりながら治療と就学・就労の両立を図ることにある．
- すなわち，適切な配慮を行うためには，患者の重症度の的確な評価や活動制限の程度・期間，学習・職場環境などについて医療機関と学校・事業所が十分なリスクコミュニケーションを行った上で，個別に配慮を行うことが必要である．医師が意見書を発行する際には，実

表 4-4　**運動・作業強度と運動許容条件の関係**

		軽い運動	中等度の運動	強い運動
運動・作業強度		3 METs 未満	3～6 METs	6 METs を超える
望ましい運動耐容能*		5 METs 未満	5～10 METs	10 METs を超える
心疾患の リスク	軽度リスク	許容	許容	許容あるいは条件付き許容
	中等度リスク	許容	条件付き許容	条件付き許容あるいは禁忌
	高度リスク	条件付き許容	禁忌	禁忌

*運動・作業強度を最大運動能の 60％で行うとした場合に，望まれる運動耐容能.
　註：ただし小児においては，運動の強弱と上で示した METs 値の関連は合わないことが多いので別に示した
〔日本循環器学会. 心疾患患者の学校，職域，スポーツにおける運動許容条件に関するガイドライン（2008 年改訂版）.
https://www.j-circ.or.jp/cms/wp-content/uploads/2020/02/JCS2008_nagashima_h.pdf（2020 年 11 月閲覧）〕

際に患者がどのような環境で活動しているのか，学校・職場内でどのような懸念事項や配慮が想定されるかの情報を得た上で活動制限の程度や期間，留意すべき点，急変時の対応など，就学・就労に必要な事項や配慮を具体的に記載する.

- 学校・事業所側では，意見書を参考として，本人および周囲の人に関するリスクを評価し，安全対策を行う. また，本人の就学・就労における不安や希望に関しては実行可能な合理的配慮に基づく対応を行う.
- 循環器疾患に対するリハビリテーション診療には，死亡率，運動耐容能，QOL の改善などの効果があり，「社会での活動」に対して大きな役割を果たしている.
- 日本循環器学会のガイドラインでは，望まれる運動耐容能について代謝当量（metabolic equivalents；METs）を用いて表している（表 4-4）.
- 心肺運動負荷試験（cardiopulmonary exercise testing；CPX）では，嫌気性代謝閾値（anaerobic threshold；AT）が測定でき，運動強度の上限と目安となる.
- 特に心不全患者では治療による心機能の改善や病状の進行による心機能の悪化に伴い運動耐容能は変動するため，必要に応じて再評価を行う.
- 実際の作業における動作も考慮しなければならない. たとえば，重量物の運搬，拭き掃除，しゃがみ動作など循環器系に対する影響が大きい動作があることに注意する.
- 胸骨正中切開による冠動脈バイパス術や弁置換手術などの術後の場合，心機能は改善していても胸骨の癒合など手術部位が安定するまで一定期間（概ね 6 か月程度），重量物の運搬，体幹の運動を要する作業は避けるべきである.
- シフトワークや長時間労働により，冠動脈疾患リスクが高まることが知られており，労働時間への配慮も必要である.
- 再入院，休学，休職，離職などを防ぐため，定期的な医療機関の受診を促す. 糖尿病や高血圧などの併存疾患に対する治療，アドヒアランスの維持，食事・体重管理，禁煙指導などに関する患者教育が重要である.
- ペースメーカや植え込み型除細動器（implantable cardioverter defibrillator；ICD）などの心臓植え込みデバイスは電磁波の影響を受けて誤作動をきたすおそれがある. 発電機，溶鉱炉，溶接，送電線・アンテナなど強力な電磁波を発生するおそれがある職場環境には，立ち入りを制限する必要がある. 注意すべき職場環境を表 4-5 に示す. 必要に応じてデバイスの管

表 4-5　**注意すべき職場環境**

物理的応力	
応力の種類	内訳詳細
体動によるデバイス，リードへの応力	肉体労働，スポーツインストラクター，プロスポーツ選手など
高圧環境	潜函工法工事現場，潜水士，あるいはこれに準じる水圧を受ける職業環境，潜水艦艇乗務など
加速度，遠心力	軍事用などの航空機業務，職業自動車レーサーなど
電磁干渉	
器具類項目	内訳詳細
工作機械	旋盤，ボール盤，フライス盤，グラインダー，研磨機，各種組み立てロボットなど
モータ	ポンプ，コンプレッサー，ブロワー，クレーン，ハンディ工具など
配電盤，分電盤	制御盤，配電盤，ブレーカー，受電盤，配線ラダー，キュービクルなど
発電，変電	火力発電，水力発電，原子力発電，変電所など コージェネ発電，エンジン発電機，トランス，ジェネレータなど
溶接	TIG，MIG，MAG，CO_2 溶接，アーク溶接，スポット溶接，溶接ロボット，プラズマ溶接，プラズマ切断機，半自動溶接など（原則禁忌．溶接機器のケーブルが作る磁場の影響が大きい）
木工機械	チェーンソー，丸鋸，帯鋸，自動カンナ，ジグソー，木工旋盤，トリマーなど
無線機	アマチュア無線，警察無線，業務無線，消防無線，シチズンバンド，トランシーバなど
計測機器	直流安定化電源，高周波サージ試験機，振動試験機，ヘルムホルツコイル，ガスクロ，金属探知機，各種測定器など
マグネット	消磁コイル，脱磁気装置，電磁磁石，クレーン，マグネットなど
車，バイク	自動車工場，鉄道車両，車検場，ハイブリッド車，電動椅子，配膳車など
溶解炉，溶着器	高周波溶着器，高周波溶鉱炉，一般電気炉，電気溶鉱炉など
農業機器	噴霧器，草刈機，トラクター，耕運機，コンバイン，脱穀機，搾乳機など
船舶	漁船，タンカー，巡視船，レーダ，漁業無線，巻上機，イカ釣り電球など
OA	PC，無線LAN，タイムカードレコーダ，プリンタ，電話機など

〔堀江正知：職場環境における産業保健対策（pp423-441）；藤本　裕：職場環境による電磁干渉と対策（pp381-422）．日本不整脈学会（監修）：生体内植込みデバイス患者と電磁干渉．メディカルレビュー社，2007．藤本　裕，ほか：就労現場におけるペースメーカ/ICDの電磁干渉　ペースメーカ編．職場における心臓突然死や事故発生に及ぼす失神・睡眠障害の潜在危険因子の早期発見とその対策に関する総合的研究；平成16〜18年度総合研究報告書．厚生労働科学研究研究費補助金労働安全衛生総合研究事業，pp175-184，pp244-265，2007を基に作成〕

理を行っている循環器の専門医やデバイスメーカーに確認する．
- ICDや両室ペーシング機能付き植え込み型除細動器（cardiac resynchronization therapy-ICD；CRT-D），着用型自動除細動器（wearable cardioverter defibrillator；WCD）などを使用している患者は自動車運転の制限がある．植え込み後一定期間，心室頻拍や心室細動に対するデバイスの作動や意識消失がなければ，学会の定める資格をもった医師が記載した診断書を公安委員会に提出し，公安委員会の判断により運転が可能となる．ただし，トラックなどの大型免許や旅客を乗せる第二種運転免許の適性はない．また，普通乗用車においても業務命令に

よる職業運転については，運転時間の制限などに配慮が必要である．

文献

- 心疾患患者の学校，職域，スポーツにおける運動許容条件に関するガイドライン（2008 年改訂版）．p11，日本循環器学会，2008
- ペースメーカ，ICD，CRT を受けた患者の社会復帰・就学・就労に関するガイドライン（2013 年改訂版）．p42，日本循環器学会，2013

（荻ノ沢泰司）

8 がん

❶ 「社会での活動」と関連した疾患・障害特性

- 高齢化の進行とともに，新規に「がん」に罹患する患者は増加しており，その数は年間 100 万人を超えている．かつては不治の病ともされたがんであるが，近年ではその治療成績は向上し，がん罹患後の 5 年生存率は男性 62.0%，女性 66.9% とされている．
- がんの治療成績の向上とともに生活の質（QOL）に対する関心が高まり，2006 年に制定された「がん対策基本法」において「がん患者の療養生活の質の維持向上」が基本的施策に盛り込まれた．がん患者へのリハビリテーション診療の重要性が認識されるようになり，2010 年の診療報酬改定ではがん患者リハビリテーション料が新設された．
- 2013 年には日本リハビリテーション医学会から「がんのリハビリテーションガイドライン」が刊行され，2019 年には第 2 版へと改訂がなされている．これによりエビデンスに基づいた質の高いリハビリテーション診療が推進されることとなり，現在では全国の多くの病院で実施されている．

❷ 就学・就労の支援のポイント

▌ 若年者に生じるがんが及ぼす影響

- がんは高齢になるほど罹患率が上昇するものが多いが，若年者のがんも大きな問題である．なかでも，AYA（adolescent and young adult）世代とされる 15〜39 歳の患者は，就学や就労している世代であり，高齢者とは異なる特有の問題がある．
- 若年者にがんが生じると学校生活や勤務に支障が出るとともに，出産・育児などにも影響が及び，「社会での活動」が大きく制限される．がんにより人生設計の変更を余儀なくされることもある．
- 思春期世代では，白血病や悪性リンパ腫などの血液がんが比較的多い．若年成人世代のがんとしては，乳がん，子宮頸がんなど，女性に生じるがんが多くみられる．
- 血液がんは根治が目指せるものの，強力な治療によるさまざまな有害事象が生じる．
- 乳がん術後では，肩関節の可動域制限，上肢のリンパ浮腫が大きな問題となる．また，内分泌療法が併用された場合，更年期障害に類似した症状が出現する．内分泌療法は 5〜10 年間継続され，障害は長期的に持続し悪化することがある．
- 子宮頸がんでは術後の下肢のリンパ浮腫，尿失禁が問題となる．

表 4-6　がん患者の社会復帰における問題

がんによる障害		がんの治療による影響	
全身症状	衰弱による体力低下	全身症状	倦怠感による活動性低下
	がん性疼痛，倦怠感による活動性低下		食思不振や悪心・嘔吐による低栄養
	食思不振や悪心・嘔吐による低栄養		造血幹細胞移植後の移植片対宿主病（GVHD）
	不安，焦燥感などの精神的苦痛		開胸・開腹術後の呼吸器合併症
局所の症状	脳腫瘍・脳転移による麻痺，高次脳機能障害，嚥下障害	局所の症状	乳がん術後の肩関節拘縮
	脊髄腫瘍や脊椎転移による麻痺		リンパ節郭清後，放射線治療後のリンパ浮腫
	肺がん，がん性胸膜炎による呼吸困難		頸部リンパ節郭清後の副神経障害・僧帽筋麻痺
	骨軟部腫瘍による運動器障害		頭頸部がん術後の嚥下障害，構音障害
	骨腫瘍，骨転移による病的骨折		化学療法による末梢神経障害，認知機能障害
	末梢神経障害による筋力低下，感覚障害		放射線療法による脳症や脊髄症，瘢痕拘縮

- 入院でのがん治療の後にも，再発予防のために化学療法が継続される場合は多い．さまざまな有害事象があり，ADL や QOL が長期的に障害される．

▎ がん患者の社会復帰における問題

- がんの生命予後は改善しても，重大な疾患であることに変わりはなく，治療は侵襲的なものとなることが多い．がんの進行や，がん治療により患者にはさまざまな障害が生じることも多く，社会復帰を目指す際に大きな問題となる（表 4-6）．
- がん患者は，疼痛，倦怠感，呼吸困難など身体的苦痛を呈することが多く，不安や焦燥感などの精神的苦痛も合併する．復学や就労，経済的な問題，家庭内の問題などは「社会での活動」を阻害する．これらの問題を理解した上でリハビリテーション診療を進めていかなければならない．
- 治療途中のがん患者が離職する場合も多く，大きな社会問題となっている．がん患者の就労支援については，国が医療機関での「治療と仕事の両立支援」を促進し，療養・就労両立支援指導料が診療報酬で算定できるようになった．
- がん関連認知機能障害（cancer related cognitive impairment；CRCI）はがんの診断，あるいは治療に関連する認知機能障害を総称するものであり，復学や就労，自動車運転などの「社会での活動」に大きな影響を与える．がんのリハビリテーション診療ガイドライン第 2 版においては，「化学療法・放射線療法もしくは治療後に認知機能障害のあるがん患者に対して，リハビリテーション治療（運動療法）を行うことを推奨する（グレード 1A，強い推奨，エビデンスの確実性：強）」「化学療法・放射線療法中もしくは治療後に認知機能障害のあるがん患者に対して，リハビリテーション治療（認知機能訓練）を行うことを提案する（グレード 2B，弱い推奨，エビデンスの確実性：中）」との推奨がなされている．

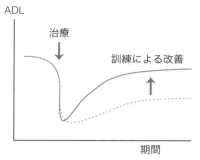

図 4-9　回復的なリハビリテーション治療

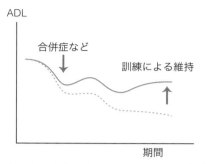

図 4-10　維持的なリハビリテーション治療

▎がん患者のリハビリテーション診療の目的

- 脳血管障害や骨折などの疾患・外傷では，発症時・受傷時が障害としては最も重度であり，その後はリハビリテーション診療により経時的に障害は軽減する経過となることが多い．障害を回復させることがリハビリテーション診療の目的であることは明確である．一方，がんでは，障害の程度が変動・悪化することがほかの疾患と大きく異なる．また，がん治療の進歩により生命予後は改善してはいるものの，生存期間が短いことも多く，ゴール設定が複雑となる．
- Dietz はがん患者に対するリハビリテーション治療の目的を，病期によって予防的，回復的，維持的，緩和的の 4 つに分類している．

❶予防的なリハビリテーション治療

- がん診断後早期の侵襲的な治療の前に実施するものである．
- この段階では患者には障害を生じていないが，今後の治療による有害事象や機能低下を予防する目的でリハビリテーション治療を実施する．手術や造血幹細胞移植などの治療前が主な対象となる．

❷回復的なリハビリテーション治療（図 4-9）

- がんの進行や侵襲的治療により障害が生じた患者に対して実施される．
- 失った機能を最大限に回復することを目的とするもので，がん以外の一般的なリハビリテーション治療の対象疾患に実施するものと同様である．ゴール設定はがん罹患前，がん治療前の ADL の獲得とすることが多い．

❸維持的なリハビリテーション治療（図 4-10）

- がんが進行し，それに伴って障害も進行しつつある患者が対象となる．
- がんの進行のため全身状態が不良であることも多い．全身状態に応じて，機能維持のための訓練を実施する．

❹緩和的なリハビリテーション治療

- 生存期間が月単位となった進行がん患者が対象となる．

- 進行がんによる衰弱のため多くの場合で ADL は不可逆的に低下し，リハビリテーション治療による機能改善は困難となるが，患者の QOL を維持するためのリハビリテーション治療を実施する．

がん患者の社会活動への支援

- 障害を取り扱う専門家であるリハビリテーション科医やリハビリテーション専門職は，がん治療の専門家である臓器別診療科の医師，緩和医療科医，看護師，薬剤師などと連携してリハビリテーション診療にあたる．
- がん患者に生じている問題を抽出し，その原因を考察し，活動の予後予測を行うリハビリテーション診断が必要となる．その上で，リハビリテーション治療の適応，具体的な治療，有害事象の対策などを考慮した治療計画を立案することが求められる．これらを通じてがん患者が最良の状態で社会復帰できるよう治療を進める．がんという疾患と，がん治療について幅広い知識が必要である．
- 復学や就労する場合も，がんの治療は継続していることが多く，学校や職場で体調を崩すこともあり，学校・職場における配慮が必要である．がん患者の社会復帰にあたっては，患者・家族のみでなく，学校や職場などの職員も含めた支援も大切になる．
- 国立がん研究センターの Web サイト上に就労を支援するツールが公開されている（https://www.ncc.go.jp/jp/cis/divisions/05survivor/05survivor_01.html）．このような情報も広く集めて対応する必要がある．

文献
- 　国立がん研究センターがん情報サービス：最新がん統計．https://ganjoho.jp/reg_stat/statistics/stat/summary.html（2020.11.26 アクセス）
- 　日本リハビリテーション医学会がんのリハビリテーション診療ガイドライン改訂委員会（編）：がんのリハビリテーション診療ガイドライン，第 2 版．金原出版，2019
- 　Dietz JH：Rehabilitation oncology. Wiley, New York, 1981

（宮越浩一）

コラム：がんサバイバー

- がんサバイバーとは，がん診断を受けた本人を指す．「がん患者」が医療行為の対象として受け身の語感があるのに比べて，「がんサバイバー」は困難に立ち向かう前向きな姿勢を示している．
- 従来は急性期の治療を終えた段階（post-treatment）で使われることが多かった．しかし，支持療法を含むがん治療の進歩とともに，進行がん，転移がん，再発がんの治療を続けながら長期に社会活動を営む人が増えている．慢性がん（chronic cancer）あるいは長期生存難治がん（protracted incurable cancer）という概念も広ま

りつつある．また，再発・転移をもつ場合をメタバイバー（metavivor），遺伝子診断によりがん発症リスクが高い場合をプリバイバー（previvor）と称することもある．
- 治療の進歩に伴い，「がん」に対する考え方は多様化している．「がん＝死」というイメージによって社会的不利益が引き起こされることがないよう，個々の治療状況をよく把握することが重要である．

（高橋　都）

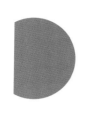

社会活動支援のための
リハビリテーション医学・医療便覧

1 用語解説

基本用語・概念	
リハビリテーション診療 (rehabilitation practice)	「活動を育む医学」がリハビリテーション医学である。リハビリテーション医療はリハビリテーション医学という科学的な裏づけのもと実践される。リハビリテーション診療はリハビリテーション医療の中核であり、そのなかには活動の予後予測を行うリハビリテーション診断、活動の予後を最良にするリハビリテーション治療、活動を社会的にサポートするリハビリテーション支援の3つのポイントがある。
リハビリテーション診断 (rehabilitation diagnosis) (表1-1)	ヒトの「活動」に着目し、その予後を病歴、身体診察、各種評価、画像検査、血液検査、電気生理学的検査、生理学的検査、摂食嚥下機能検査、排尿機能検査、病理検査などを組み合わせて総合的に予測し診断していくのがリハビリテーション診断である。
リハビリテーション治療 (rehabilitation treatment) (表1-1)	ヒトの「活動」の予後を最良にするために、理学療法（運動療法、物理療法）、作業療法、言語聴覚療法、摂食嚥下療法、義肢装具療法、認知療法・心理療法、電気刺激療法、磁気刺激療法、ブロック療法、薬物療法、生活指導、排尿・排便管理、栄養管理、手術療法などを組み合わせて治療していくのがリハビリテーション治療である。
リハビリテーション支援 (rehabilitation support) (表1-1)	リハビリテーション治療とともに、ヒトの「活動」を環境調整や社会資源の活用によって支援していくのがリハビリテーション支援である。家屋評価、住宅（家屋）改修、福祉用具、介護老人保健施設や特別養護老人ホームなどの支援施設、経済的支援、就学・就労支援、自動車運転復帰、障がい者スポーツ活動、法的支援（介護保険法、障害者総合支援法、身体障害者福祉法など）などがある。
リハビリテーションマネジメント (rehabilitation management)	リハビリテーション医学・医療は自立を促す手段として最も有効なものである。介護の分野でも積極的に活用されるべきであるが、介護保険など医療保険の範囲外で行われるものについては、医師によるリハビリテーションマネジメントとして整理されている。リハビリテーションマネジメントの内容についてはリハビリテーション医学・医療に基づき質が担保されたものでなければならない。
超高齢社会 (super-aged society)	世界保健機関（WHO）や国際連合の定義で、高齢化率（総人口のうち65歳以上の高齢者が占める割合）が21％を超えた社会を指す。日本は2007年に超高齢社会になった。
国際障害分類 (International Classification of Impairments, Disabilities and Handicaps : ICIDH)	1980年に世界保健機関（WHO）が発表した障害レベルの分類。障害を「機能障害 (impairment)」「能力障害 (disability)」「社会的不利 (handicap)」の3つの階層に分類している。2001年には国際生活機能分類 (ICF) が同じく WHO により採択されている。

健康寿命 (healthy life expectancy)	2000 年に WHO（世界保健機関）が定義した，「健康上の問題で日常生活が制限されることなく生活できる期間」のこと．平均寿命から日常的・継続的な医療・介護が必要な期間を除いた期間が健康寿命になる．
ADL (activities of daily living)	ニューヨーク大学のリハビリテーション科医 George Deaver が理学療法士 Mary Eleanor Brown とともに提起した概念で，日本リハビリテーション医学会の 1976 年の定義では「ひとりの人間が独立し生活するために行う基本的な，しかも各人ともに共通に毎日繰り返される一連の身体動作群をいう」となっている．つまり ADL は身辺動作（セルフケア）を指し，家事動作，交通機関利用などの応用的動作を生活関連動作（activities parallel to daily living；APDL）として区別して用いることもある．また排泄，食事，移動，整容，更衣など生命・生活維持に関連した活動を「基本的 ADL」，買い物や食事の支度などを「手段的 ADL（instrumental ADL；IADL）」，両者を合わせ「拡大 ADL」と呼ぶ考えかたもある．また，ADL には禁制やコミュニケーションなど動きを伴う「動作」以外を含めることもある．日本語として「日常生活動作」や「日常生活活動」という用語が用いられる．
不動 (immobility, immobilization)	体が動かない状態を示し，非活動性萎縮（disuse atrophy）を含むさまざまな障害につながる．これらの不動による合併症は廃用症候群と呼ばれることがある．自然と動けなくなる immobility と，なんらかの理由で動かさない immobilization の両者を指す概念であるが，臨床的に問題となりリハビリテーション医療の対象となるのは後者であることが多い．
リーチ動作 (reaching motion)	物体を取るときや触れるときに行われる重要な動作であり，望む場所に随意的に手を近づけるよう位置づけていく行為．単に手を伸ばして物を取るという運動だけではなく，知覚や認知機能，環境との相互作用も必要となる．リーチ動作が達成されるには上肢運動の制御だけでなく，上肢運動を適切に行うために体幹や下肢を含めた姿勢の制御が必要となる．
心身機能 (body function)	2001 年に WHO（世界保健機関）が発表した「国際生活機能分類（ICF）」の構成要素のなかで，身体系の生理的機能（心理的機能を含む）を指す言葉．
参加 (participation)	2001 年に WHO（世界保健機関）が発表した「国際生活機能分類（ICF）」の構成要素のなかで，生活・人生場面へのかかわりを指す言葉．日本リハビリテーション医学会が提唱している「社会での活動」に相当する．
肢体不自由児 (children with physical disabilities)	生まれつき，または出産時の障害，あるいは幼いときの病気や事故などによって，上肢，下肢，脊椎などの運動機能に不自由がある子どものことで，東京大学整形外科の高木憲次が作った用語とされる．
療育 (ryoiku, treatment and education)	肢体不自由児の療育に尽力した，東京大学整形外科の高木憲次による用語とされる．「療育とは，現代の科学を総動員して不自由な肢体を出来るだけ克服し，それによって幸にも恢復したら『肢体の復活能力』そのものを出来る丈有効に活用させ，以て自活の途の立つように育成することである」（療育 第 1 巻第 1 号，1951）と定義している．
リハビリテーション診断	
ASIA (American Spinal Injury Association)	米国脊髄障害協会の略で，1973 年に設立された．同協会がまとめた脊髄損傷の障害評価法は，脊髄損傷の神経学的および機能的分類のための国際基準となっており，治療効果や予後に関する詳細な評価が行われる．また，機能障害の重症度スケールである ASIA 分類は，Frankel 分類を改変したもので，完全麻痺から正常レベルの A〜E まで 5 段階で評価され，完全損傷 A の定義，不全損傷 C と D の筋力による区分が明確となったことから広く用いられている．
関節可動域テスト (range of motion test；ROM test)	運動器疾患では特に重要である．解剖学的基本肢位（ほぼ直立姿勢）を 0°として，そこからの可動範囲を測定して記載する．身体前・後の運動が屈曲・伸展．内・外の運動が内転・外転．垂直軸周りの運動を内旋・外旋と呼称する．各関節の動かせる範囲を知ることができる．

徒手筋力テスト (manual muscle testing；MMT)	徒手によって主要な筋肉の筋力を判定する検査法で，Daniels らが開発した徒手筋力テスト法が広く用いられている．0〜5 までの 6 段階で判定する．
筋トーヌス (muscle tonus)	完全に弛緩している筋においても，筋のもつ弾性や刺激に対する神経・筋の反応などによって不随意的にわずかな緊張が存在する．このような筋の持続的な筋収縮を筋トーヌス（筋緊張）という．神経支配されている筋に持続的に生じている筋の一定の緊張状態に備わっている張力で，安静時に関節を他動的に動かして筋を伸張する際に生じる抵抗感を指す．筋トーヌスの異常の代表的なものに痙縮と固縮がある．
二点識別覚 (two point discrimination)	皮膚に二点同時刺激を与えた際に二点として知覚できるかどうかを判断する．複合感覚．触覚，痛覚といった感覚が正常であるにもかかわらず二点識別覚が障害されている場合，視床より中枢の神経障害が疑われる．
巧緻動作 (skilled movement)	物をつまむ，箸を使う，ボタンをかけるなどの複合的な運動機能を必要とする細かな動作．作業療法の対象となる．
障害	
片麻痺 (hemiplegia)	身体の片側上下肢にみられる運動麻痺のこと．脊髄損傷などでみられる両下肢の麻痺を対麻痺，両上下肢の麻痺を四肢麻痺，上下肢のうち一肢だけが麻痺している状態を単麻痺と呼ぶ．脳性麻痺にみられる上肢より下肢に障害が強い四肢の麻痺を両麻痺という．
不随意運動 (involuntary movement)	意識とは無関係に動く異常運動のこと．不随意運動の種類として振戦，ミオクローヌス，ジストニア，ジスキネジア，舞踏運動，バリスムス，アテトーゼなどがある．
構音障害 (dysarthria)	言語障害のうち，発音が正しくできない状態のこと．口蓋裂や口腔がん術後などによる器質的構音障害，脳血管障害や神経・筋疾患などによる運動障害性構音障害，構音獲得の遅れや誤った習慣による機能性構音障害，聴覚障害に伴う二次的な発音上の障害による聴覚性構音障害に分類される．
麻痺 (paralysis)	神経や筋の障害により身体機能の一部が損なわれる状態．運動神経が障害される運動麻痺と，感覚神経が障害される感覚麻痺があり，障害部位によって中枢神経が障害される中枢性麻痺と末梢神経が障害される末梢性麻痺に分類される．
廃用症候群 (disuse syndrome)	「不動」の説明で述べた，体が動かないことにより生じる，非活動性萎縮を含むさまざまな障害の総称である．Hirschberg らが教科書 (Rehabilitation — A Manual for the Care of the Disabled and Elderly, JB Lippincott, 1964) のなかで用いた disuse syndrome という言葉を和訳したものとされている．しかし現在，海外で使用されることはきわめてまれで，また国内では「生活不活発病」という用語を提案する考えもあるなど，適切な用語として定まっていない．法令では使用される用語である．
Volkmann 拘縮	肘から前腕にかけての外傷により前腕筋群に阻血が生じ，その結果，手関節以遠にみられる拘縮のこと．小児の上腕骨顆上骨折などに伴うことが多く，前腕の屈筋群の阻血により手指の屈曲拘縮が生じる．神経障害を合併することがある．
リハビリテーション治療	
運動学習 (motor learning)	Richard A Schmidt によれば，運動学習を「熟練パフォーマンスの能力に比較的永続的変化を導く練習や経験に関係した一連の過程」と定義している．一般にはバスケットボールのフリースローの練習なども含むが，リハビリテーション医学・医療では運動療法などによるパフォーマンスの向上に際して用いる用語である．運動学習の理論では，仮想軌道制御仮説，フィードバック誤差学習理論，スキーマ説など多くが提唱されており，統一した見解はない．

関節可動域訓練 (range of motion exercise)	拘縮などによって生じた関節可動域制限に対して，その回復を目的とした訓練．患者自らが行う自動運動，患者自らの運動にリハビリテーション専門職が介助する自動介助運動，第三者が行う他動運動，また機械などを用いて行う運動に分けられる．疼痛や拮抗筋の反射的収縮が出現しないようにゆっくりとスムーズに行うことが重要である．筋緊張を和らげ疼痛の閾値を上げるため温熱療法を併用して行うこともある．
筋力増強訓練 (muscle strengthening training)	骨格筋の出力・持久力の維持向上や筋肥大を目的とした運動の総称．目的の骨格筋へ負荷を加えることによって行うものは，レジスタンストレーニングとも呼ばれる．負荷の加え方にはさまざまなものがあるが，重力や慣性を利用するもの，ゴムなどによる弾性を利用するもの，油圧や空気圧による抵抗を用いるものが一般的である．
促通 (facilitation)	主に中枢神経障害による運動機能障害に対し，末梢器官への刺激，すなわち感覚入力の操作によって中枢神経系へ影響を及ぼし，機能障害の回復を促進することを目的とした治療手技．促通手技（ファシリテーションテクニック），神経生理学的アプローチ，小児領域では神経発達学的治療法と呼ぶこともある．
協調性訓練 (coordination training)	脳血管障害，外傷性脳損傷，脳性麻痺などの中枢性神経障害の患者に対して行われ，個々の筋に対する随意的なコントロールおよび多数の筋による円滑な運動を行えるようにする訓練の総称．正常な運動パターンの促通や，異常な運動パターンの抑制を行う．
補装具 (supportive device)	障害者などの身体機能を補完または代替し，かつ，その身体への適合を図るように作製されたもの，と定義される．障害者などの身体に装着され，その日常生活において，または就労もしくは就学のために，長期間にわたり継続して使用される．
回復期リハビリテーション病棟 (convalescent rehabilitation ward)	脳血管障害，大腿骨近位部骨折などの患者に対して，ADL の向上による家庭復帰を目的とした集中的なリハビリテーション治療を行うための病棟．構造・設備，医師およびリハビリテーション専門職の配置，リハビリテーション治療の実績などの施設基準がある．回復期リハビリテーション病棟入院料が設定されている．
地域包括ケア病棟 (integrated community care ward)	急性期医療を経過した患者および在宅において療養を行っている患者などの受け入れ，ならびに患者の在宅復帰支援などを行う機能がある．地域包括ケアシステムを支える役割を担う病棟である．施設基準があり，地域包括ケア病棟入院料が設定されている．
開放的運動連鎖 (open kinetic chain ; OKC)	四肢の末端が固定されていない状態で行う運動のこと．座位で足底を床につけない状態で行う膝の屈伸といった運動である．
閉鎖的運動連鎖 (closed kinetic chain ; CKC)	四肢の末端が固定された状態で行う運動のこと．スクワットにおける股関節や膝関節の運動などがある．
RICE 療法	スポーツ外傷などの初期治療の原則で，特に受傷直後にスポーツの現場で行われる．RICE とは，「Rest（安静）」，「Icing（冷却）」，「Compression（圧迫）」，「Elevation（挙上）」の頭文字をつなげたものである．
外的キュー (external cue)	すくみ足など Parkinson 病の歩行障害は，視覚マーカーや聴覚刺激などの外的な刺激によって回復する．この外的刺激を外的キュー（または外的キューイング）と呼ぶ．
医療介護福祉制度，ほか	
介護保険 (long-term care insurance)	市町村が保険者となり，国・都道府県・医療保険者・年金保険者が重層的に支え合って，福祉サービスと一部の医療サービスを提供する制度．従来の福祉措置とは異なり，国民が助け合いの考えに立って保険料を負担し，介護が必要となった高齢者へ介護サービスを提供するという特徴がある．

介護保険法 (long-term care insurance act)	高齢者の増加に伴い，従前の高齢者福祉・医療制度による対応には限界があったため，高齢者の介護を社会全体で支え合うために2000年に施行された制度を規定する法律．
要介護認定 (care need certification)	介護サービスの必要度を判断するもの．主治医意見書と認定調査員が行う74項目の評価結果をもとにコンピュータで一次判定を行い，それを原案として保健医療福祉の学識経験者が二次判定を行う．該当なし，もしくは7段階の要介護度（要支援1・2，要介護1〜5）に分類される．
居宅サービス事業所 (in-home service business provider)	居宅にいる利用者にサービスを提供する事業所．都道府県知事の指定を受けた「指定居宅サービス事業所」は，介護保険法上の居宅サービス（訪問介護，訪問入浴介護，訪問看護，訪問リハビリテーション，居宅療養管理指導，通所介護，通所リハビリテーション，短期入所生活介護，短期入所療養介護，特定施設入居者生活介護，福祉用具貸与および特定福祉用具販売の12のサービス）を提供できる．なお「居宅」とは，自宅のほか，有料老人ホームなどを含む法律用語で，「在宅」とは区別される．
ケアプラン (plan of care service)	居宅サービス計画，施設サービス計画，介護予防サービス計画の総称．
ケアマネジャー (care manager)	介護支援専門員．要介護者や要支援者からの相談に応じるとともに，要介護者や要支援者が心身の状況に応じた適切なサービスを受けられるよう，ケアプラン（介護サービスなどの提供についての計画）の作成や市町村・サービス事業者・施設などとの連絡調整を行う者であって，要介護者や要支援者が自立した日常生活を営むのに必要な援助に関する専門的知識・技術を有し，介護支援専門員証の交付を受けた者．
介護療養型医療施設 (sanatorium medical facility for the elderly requiring long-term care)	介護報酬でまかなわれる療養病床を有する病院，診療所および老人性認知症疾患療養病棟．療養病床は，2018年度から医療保険に一本化される予定であったが，6年延長された．病状が安定期にあり，療養上の管理・看護・介護・機能訓練が必要な要介護者に対し，療養上の管理，看護，医学的管理の下における介護その他の世話，および機能訓練その他の必要な医療を行う．
介護医療院 (integrated facility for medical and long-term care)	要介護者に対し，「長期療養のための医療」と「日常生活上の世話（介護）」を一体的に提供する（介護保険法上の介護保険施設であるが，医療法上は医療提供施設として法的に位置づける）．地方公共団体，医療法人，社会福祉法人といった非営利法人などが開設主体となる．
介護老人福祉施設 (welfare facility for the elderly)	身体上または精神上著しい障害があるために常時の介護を必要とし，かつ，居宅においてこれを受けることが困難な要介護者に対し，入浴，排泄，食事などの介護その他の日常生活上の世話，機能訓練，健康管理および療養上の世話を行うことを目的とする施設．特別養護老人ホームとも呼ぶ．
介護老人保健施設 (long-term care health facility)	病院と自宅の中間的施設として位置づけられる公共型施設．病状安定期にあり，看護・介護・機能訓練を必要とする要介護者に対し，看護，医学的管理の下における介護および機能訓練，その他の必要な医療，ならびに日常生活上の世話を行う．
有料老人ホーム (fee-based home for the elderly)	高齢者を入居させ，食事の提供，入浴・排泄・食事などの介護の提供，洗濯・掃除などの家事の供与，健康管理を行う施設．月額利用料に加え入居一時金が必要となる施設もある．自立している高齢者のみを対象としている施設もある．設置の際に届出・都道府県知事の指定が必要である．
サービス付き高齢者向け住宅 (senior residence offering services)	高齢者単身・夫婦世帯が居住できる賃貸などによる住まい．バリアフリーなどの高齢者にふさわしい規模・設備と見守りサービスが基準を満たしている必要がある．見守り以外に食事の提供や介護などの生活支援を行う施設もある．ケアの専門家（看護師や介護福祉士など）が少なくとも日中建物に常駐している．

グループホーム（group home）	認知症の高齢者が専門スタッフの援助を受けながら共同生活を送る小規模の介護施設.
小規模多機能型居宅介護 （multifunctional long-term care in small group home）	自宅生活をする要介護者を対象に，施設への通いを中心として，利用者の自宅への訪問や短期間の宿泊を組み合わせて提供する地域密着型のサービス．障害が中〜重度となっても在宅での生活が継続できるように支援する.
軽費老人ホーム （low-cost home for the elderly）	家庭環境，住宅事情などの理由により居宅において生活することが困難な高齢者が無料または低額な料金で入所でき，食事の提供や日常生活上必要な便宜を受ける施設．A型，B型，C型に分けられ，C型をケアハウスと呼ぶ.
ショートステイ（短期入所， short-term admission for daily life long-term care）	短期入所生活介護のこと．介護老人福祉施設などで，常に介護が必要な利用者が短期間入所できる．入浴や食事などの日常生活の支援や機能訓練を提供する．利用者が可能な限り自宅で生活できることを目的とし，利用者の状態が悪いときや介護者の負担軽減・疾病（レスパイト）などが利用条件となる.
レスパイトケア（respite care）	乳幼児や障害児・者，高齢者などを在宅でケアしている家族に代わり，一時的にケアを代替する家族支援サービス．施設への短期入所（ショートステイ）や自宅への介護人派遣などがある．家族が介護から解放される時間をつくり，心身疲労や共倒れなどを防止することが目的である.
デイケア（day care）	通所リハビリテーションのこと．居宅要介護者について，介護老人保健施設，病院，診療所，その他の施設で，心身の機能の維持回復を図り，日常生活の自立を助けるために行われる理学療法，作業療法，その他の必要なリハビリテーション治療を指す.
デイサービス（day service）	通所介護のこと．居宅要介護者について，老人デイサービスセンターなどの施設で入浴，排泄，食事などの介護，その他の日常生活上の世話や機能訓練を行うことを指す.
認知症施策推進総合戦略（新オレンジプラン）〔comprehensive strategy to accelerate dementia measures（new orange plan）〕	認知症の人の意思が尊重され，できる限り住み慣れた地域のよい環境で自分らしく暮らし続けることができる社会の実現を目指して厚生労働省が 2015 年に策定した.
地域包括ケアシステム（community-based integrated care system）	重度な要介護状態となっても住み慣れた地域で自分らしい暮らしを人生の最後まで続けることができるよう，医療・介護・予防・住まい・生活支援が包括的に確保される体制．おおむね 30 分以内に必要なサービスが提供される日常生活圏域を単位として想定している.
身体障害者福祉法（act on welfare of physically disabled persons）	身体障害者の自立と社会経済活動への参加を促進するため，身体障害者を援助，保護し，身体障害者の福祉の増進を図ることを目的とし，1949 年に施行された法律．身体障害者の等級などが定められている.
障害者総合支援法（general support for persons with disabilities act）	障害者自立支援法を引き継ぎ，2013 年に施行された，「障害者の日常生活及び社会生活を総合的に支援する法律」のこと．障害者の地域社会における共生の実現に向けて，障害福祉サービスの充実等障害者の日常生活および社会生活を総合的に支援することを目的としている．対象者に難病患者が含まれ，支援の度合いを示す「障害支援区分」が用いられている.
障害者虐待防止法 （act on the prevention of abuse of persons with disabilities）	2012 年に施行され，障害者に対する虐待の禁止，国などの責務，障害者虐待を受けた障害者に対する保護および自立の支援のための措置，養護者に対する支援のための措置などを定める法律．「障害者虐待を受けた」と思われる障害者を発見した者に速やかな通報を義務づけている.

障害者施設等一般病棟 (general ward for persons with disability)	児童福祉法に規定する医療型障害児入所施設およびこれらに準じる施設にかかわる一般病棟，ならびに，それと別に厚生労働大臣が定める重度の障害者，筋ジストロフィー患者または難病患者などを主として入院させる病棟に関する施設基準に適合しているものとして保険医療機関が届け出た一般病棟．略して障害者病棟と呼ぶこともある．
身体障害者更生相談所 (recovery consultation office for persons with physical disabilities)	医師・身体障害者福祉司・心理判定員・職能判定員などの専門職員が配置され，身体障害者の障害の内容を専門的な立場から判断して，身体障害者手帳の交付，診査・更生相談（医療保健施設への紹介，公共職業安定所への紹介など），更生医療の各種相談判定にあたる施設．各都道府県に最低 1 か所設置されている．
障害年金 (disability pension)	病気や外傷によって一定程度以上の障害が残り，生活や仕事などが制限されるようになった場合に受け取ることができる年金．国民年金に加入していた場合は「障害基礎年金」，厚生年金に加入していた場合は「障害厚生年金」が請求できる．
特別児童扶養手当 (special child-rearing allowance)	精神または身体に障害を有する児童（20 歳未満）の福祉の増進を図ることを目的とし，児童を家庭で監護，養育している父母などに支給される手当．
特別障害者手当 (special disability welfare allowance)	精神または身体に著しく重度の障害を有し，日常生活において常時特別の介護を必要とする特別障害者に支給され，福祉の増進を図ることを目的としている．
高額療養費制度 (high-cost medical expense benefit)	1 か月の医療費の自己負担額が一定の額を超えた場合，本人の請求に基づいて超えた分の払い戻しを受けることができる制度．自己負担額は収入によって規定されている．
傷病手当金 (disability allowance)	療養のために仕事を 4 日以上休んで給与の支払いがない場合，標準報酬の 6 割が 1 年 6 か月の範囲で支給される制度．
成年後見制度 (adult guardianship system)	認知症，知的障害，精神障害などにより判断能力が不十分な者について，本人の権利を守る援助者を選ぶ制度．本人以外に家族，親族，検察官，市町村長などが申し立てをでき，家庭裁判所が決定する．
難病法 (law for the patients with intractable disease)	正式名称を「難病の患者に対する医療等に関する法律」といい，2015 年に施行された，難病の患者に対する医療費助成などに関する法律．
生活保護 (government allowance for low-income family)	生活に困窮するものに対し，その困窮の程度に応じて必要な保護を行い，健康で文化的な最低限度の生活を保障するとともに，自立を助長することを目的とする制度．

❷ リハビリテーション診療における評価法

脳血管障害，頭部外傷	
JCS (Japan coma scale, ジャパンコーマスケール)	わが国で使われている意識障害の分類で，覚醒度で 3 段階，その内容でさらに 3 段階に分けられている．
GCS (Glasgow coma scale, グラスゴーコーマスケール)	意識障害の評価法で，開眼の状態 (E)，言語による応答 (V)，運動による応答 (M) の 3 項目からなる．
NIHSS (National Institutes of Health stroke scale)	脳血管障害の重症度を定量的に評価する簡便なスケールであり，国際的に普及している．点数が高いほど，重症度が高くなる．意識，注視，視野，顔面麻痺，上肢運動，下肢運動，失調，感覚，言語，構音障害，消去/無視の 11 項目それぞれを 0 点から 2〜4 点で評価する．ベッドサイドでの評価が十分に可能である．各項目の合計点は 42 点で，症状がなければ 0 点となる．

JSS (Japan stroke scale, 脳卒中重症度スケール)	日本脳卒中学会が考案した脳血管障害の重症度評価スケールである．意識，言語，無視，視野欠損または半盲，眼球運動障害，瞳孔異常，顔面麻痺，足底反射，感覚系，運動系（手，上肢，下肢）の 12 項目から構成される．各評価項目に重みづけがされているため，最終的に得られる重症度スコアが比例尺度となる．
SIAS (stroke impairment assessment scale)	脳血管障害による多面的な機能障害を総合的に評価するスケールである．各項目が単一のテストによってのみ評価される．非麻痺側の運動機能の評価を一部含むことが特徴的である．打腱器，握力計，メジャーさえあれば，いかなる状況でも短時間で評価が可能である．合計点の満点（最重症）は 76 点で，症状がなければ 0 点となる．
Hunt & Kosnik の重症度分類	くも膜下出血患者の重症度分類で，Grade 0（未破裂動脈瘤）から Grade V（深昏睡状態で除脳硬直を示し，瀕死の様相を示す）の 6 段階評価で，原則として Grade Ⅰ～Ⅲでは早期に再出血予防処置を行い，Grade V においては再出血予防処置の適応はない．
Brunnstrom stage	脳血管障害後の片麻痺の評価として広く利用されている．片麻痺が「随意運動なし→連合反応→共同運動→分離運動→協調運動」のような回復段階をたどるという仮定を基にしているが，順序通りに回復するとは限らない．
ARAT (action research arm test)	脳血管障害後の上肢機能評価として広く使用されている．道具を用いた機能評価法で，4 つのサブテスト（grasp, grip, pinch, gross movement）と，計 19 の項目で構成されている．それぞれの動作に対する完遂度とその時間に基づいて採点し，評価時間が短縮できる工夫もされている．
Fugl-Meyer 脳卒中後感覚運動機能回復度評価法 (Fugl-Meyer assessment of sensorimotor recovery after stroke)	脳血管障害の急性期から慢性期までを対象とする機能に関する定量的評価法で，運動機能が 100 点満点，その他を含めて 226 点を満点とする．運動麻痺の回復度，バランス，感覚，関節可動域および疼痛を定量的に評価する．
改訂 Ashworth スケール (modified Ashworth scale)	最も広く用いられている痙縮の評価スケールである．0～4 に 1+を加えた 6 段階で，徒手的に評価をする．
MMSE (mini-mental state examination, ミニメンタルステートテスト)	脳機能の全般的スクリーニング検査で，見当識，記銘，注意と計算，再生，言語の要素を含む 11 項目で構成されている．23/30 点以下であればなんらかの問題ありと判断する．
HDS-R (Hasegawa dementia scale-revised, 改訂長谷川式簡易知能評価スケール)	簡易な認知機能の評価法で，運動性検査を含まない．30 点満点で，20 点以下が abnormal（認知症）とされる．
WAIS-Ⅲ (Wechsler adult intelligence scale-third edition, ウェクスラー成人知能検査)	全般的知能を測る評価であり，WAIS-Ⅲは 16 歳 0 か月～89 歳 11 か月まで適応される．言語性の 7 検査，動作性の 7 検査からなり，言語性 IQ (VIQ)，動作性 IQ (PIQ)，全検査 IQ (FIQ) を求めることができる．
FAB (frontal assessment battery)	前頭前野機能を総合的に簡便にみる検査である．概念化課題，知的柔軟性課題，行動プログラム（運動系列）課題，行動プログラム（葛藤指示）課題，行動プログラム (Go/No-Go) 課題，把握行動の 6 つの下位項目で構成されている．満点は 18 点．所要時間は約 10 分．
三宅式記銘力検査	言語性記憶の簡便な評価法である．対になった言葉の組み合わせ（対語）を 10 対記憶させて，それをどれくらい再生できるかで評価する．まずは有関係対語について評価して，次いで無関係対語について評価する．
Rey の複雑図形再生課題 (Rey complex figure test)	視覚性記憶を評価する検査であるが，構成能力や注意力も結果に反映される．はじめに複雑な図形を模写させて，その後に見本を伏せた状態でそれを一定時間後に再生（遅延再生）させる．

Wechsler 記憶検査改訂版 (Wechsler memory scale-revised ; WMS-R)	国際的に最もよく用いられている総合的な記憶検査である. 短期記憶と長期記憶, 言語性記憶と非言語性記憶, 即時記憶と遅延記憶など, 記憶力をさまざまな側面から評価する. 13 の下位項目から構成されている.
Rivermead 行動記憶検査 (Rivermead behavioral memory test)	日常生活に類似の状況を作り出し, 実際に記憶を使う場面(姓名・持ち物・約束・絵・物語・顔写真の記憶など)を想定して行う記憶検査である.
PASAT (paced auditory serial addition test)	注意機能を評価する検査である. 1～9 の 1 桁の数字を音声で連続して提示し, 前後の数字の和を順次口頭で患者に回答させる. 実際には, 情報処理能力と記憶能力の両者が反映される.
TMT (trail making test)	注意障害のスクリーニングテストである. ランダムに配置された数字もしくはかな文字を順番に線で結んでいくように患者に指示し, 完遂するまでの所要時間を計測する.
標準注意検査法 (clinical assessment for attention ; CAT)	日本高次脳機能障害学会が開発した, 注意障害の標準的な検査法である. Span, 抹消・検出検査, symbol digit modalities test, 記憶更新検査, PASAT, 上中下検査, continuous performance test の 7 つの課題から構成される.
標準失語症検査 (standard language test of aphasia ; SLTA)	わが国で開発された総合的な失語症の評価検査であり, 失語症の有無, 重症度, タイプを診断することができる. 言語の「話す」「聴く」「読む」「書く」「計算」の 5 つの側面を 26 の下位項目で評価する. 各項目の成績は原則的に 6 段階で評価される. 評価結果は, 検査プロフィールとして表される.
WAB 失語症検査日本語版 (Western aphasia battery)	失語症の鑑別診断バッテリーである. 自発語, 話し言葉の理解, 復唱, 呼称, 読字, 書字, 行為, 構成・視空間行為・計算の 8 領域のそれぞれを評価する. 言語性検査のみならず非言語性検査も含まれていることが特徴である.
行動性無視検査 (behavioral inattention test ; BIT)	半側空間無視を体系的にかつ標準的に評価する検査である. 線分抹消, 文字抹消, 模写, 線分二等分, 描画などからなる通常検査と, 日常生活を想定した課題からなる行動検査によって構成される.
SRQ-D (self-rating questionnaire for depression)	軽症うつ病発見のために行う簡易な評価法である. 表にある 18 項目の該当欄に〇印を記入する. 計算は「いいえ」が 0 点, 「ときどき」が 1 点, 「しばしば」が 2 点, 「つねに」が 3 点とする. ただし, 質問 2, 4, 6, 8, 10, 12 に関しては加点しない. 10 点以下:ほとんど問題なし, 10～15 点:境界, 16 点以上:軽症うつ病と判定され, 簡便に抑うつ的な精神状況となっているのか判断できる.
運動器疾患, 脊髄損傷	
TUG (timed up and go test)	簡便に施行できる高齢者の移動能力評価テストで, 肘掛けいすから立ち上がり, 「無理のない」ペースで 3 m 先で方向転換し, いすに戻って腰掛ける時間を計測する. 20 秒以内であれば屋外外出可能レベル, 30 秒以上かかる場合は要介助レベルとされる.
ODI (Oswestry disability index, 日本語版 ODI)	腰痛による日常生活の障害を患者自身が 10 項目の日常生活について, 0(支障なし)～5(支障あり)の 6 段階で評価する.
RMDQ (Roland and Morris disability questionnaire)	腰痛によって生じる ADL 制限について 24 項目を, はい(1 点), いいえ(0 点)で回答する. 0～13 点を軽度, 14～24 点を重度とする.
Harris hip score	変形性股関節症の手術前後の股関節機能評価法の 1 つで, 疼痛 44 点, 機能 47 点, 変形 4 点, 可動域 5 点からなる.
JKOM (Japanese knee osteoarthritis measure)	変形性膝関節症患者用の QOL 評価法で, 疼痛とこわばり, 日常生活機能, 全般的活動, 健康状態, 計 25 項目に自記式で回答し, 100 点満点となる.

日本骨代謝学会骨粗鬆症患者 QOL 評価質問表（JOQOL）（2000 年版）	質問紙による骨粗鬆症患者の QOL の評価法で，疼痛（5 問），ADL（16 問），娯楽・社会的活動（5 問），総合的健康度（3 問），姿勢・体型（4 問），転倒・心理的要素（5 問），総括（1 問）の全 7 領域，合計 39 問からなる．
WOMAC (Western Ontario and McMaster Universities osteoarthritis index)	変形性膝・股関節症患者用の QOL 評価法で，疼痛項目（5 項目），機能項目（17 項目）からなり，総点は，疼痛点数：〔1−（右または左の加算点数−5）/20〕×100，機能点数：〔1−（加算点数−17）/68〕×100 のそれぞれを合計する．
米国膝学会膝評価表 (The Knee Society score)	人工膝関節全置換術の術後評価を目的に作成され，客観的状態，満足度，期待度，活動性の 4 つの評価項目からなり，合計点は 0〜100 点となる．
FES (finger escape sign)	myelopathy hand を Grade 0〜4 の 5 段階で評価する．Grade 1（指を伸展して内転すると小指が離れていく），Grade 2（手指を伸展した状態で内転することができない），Grade 3（環指の内転も困難），Grade 4（母指・示指以外の指は伸展できない）である．
最大反復回数 (repetition maximum；RM)	最大筋力の簡便な表示法で，ある負荷運動の最大反復回数（repetition maximum）から最大筋力を推定する．「○ RM」とは，「○回反復可能な最大の負荷」を意味する．
機能的上肢到達検査 (functional reach test；FRT)	立位で肩関節 90° 屈曲，肘・手・指関節を伸展した状態の上肢を，前方に最大限伸ばす．開始肢位での上肢先端の点と最大に伸ばした際の到達点の水平距離を cm 単位で測定し，バランス能力を評価する．
Berg バランススケール (Berg balance scale；BBS)	機能的バランス能力の評価法であり，座位，立位での静的姿勢保持と動的バランスなど，臨床的によく用いられる動作を評価項目とする．合計点は 0〜56 点である．
10 m 最大歩行速度 (10 meter maximum walking speed)	10 m を可能なかぎり速く歩いた場合の速度で，20 m/分以上の人では社会活動が可能となる．
10 m 歩行時間 (10 meter walking time)	10 m の歩行に要する時間で，実用歩行の目安として自由歩行速度で「30 秒以内」がよく用いられる．
簡易上肢機能検査 (simple test for evaluating hand function；STEF)	わが国で行われている上肢機能検査で，各 10 点満点の 10 種類のサブテストからなり，年齢階級別得点から年齢ごとの正常域がわかる．
spinal cord independence measure (SCIM)	脊髄損傷者のための ADL 評価尺度であり，呼吸，ベッド上姿勢変換，褥瘡予防動作，屋外の移動，車への移乗などの全部で 17 の運動項目からなり，合計スコアは 0〜100 点である．
国際禁制学会分類，下部尿路機能分類 [International Continence Society (ICS), lower urinary tract function]	排尿障害の病態を膀胱機能と尿道機能に分けて，それぞれ蓄尿期，排尿期で尿流動態検査所見に基づき分類したものである．
神経・筋疾患	
UPDRS (unified Parkinson's disease rating scale)	Parkinson 病の重症度評価スケールである．精神機能（認知機能障害，うつ病など），ADL，運動能力（歩行，振戦，固縮，無動，姿勢反射障害など），治療の合併症（ジスキネジア，日内変動など）の 4 領域について評価する．点数が高いほど症状が重篤となる．
ICARS (international cooperative ataxia rating scale)	小脳性運動失調についての半定量的な評価法．姿勢および歩行障害 7 項目，四肢の協調運動 7 項目，構音障害 2 項目，眼球運動障害 3 項目の計 19 項目から構成される．点数が高いほど失調症状が強くなる．
SARA (scale for the assessment and rating of ataxia)	ICARS よりも簡便な小脳性運動失調の評価法である．歩行，立位，座位，言語，指追い試験，鼻-指試験，手の回内外運動，踵-脛試験の 8 項目で評価される．
Hughes の重症度分類 (Hughes disability scale)	Guillain-Barré 症候群の機能障害法であり，治療効果の判定などに用いられる．Grade 0（正常）から Grade 6（死亡）の 7 段階で評価される．

小児疾患	
Sharrard 分類による下肢麻痺と歩行能力	二分脊椎児の脊髄障害重症度で，障害部位を 6 つ，麻痺レベルを 8 つのカテゴリーに分類する．
GMFCS (gross motor function classification system)	粗大運動能力による脳性麻痺の分類．生後 18 か月〜12 歳の小児に用いられ，実際の自発運動を評価する．
子どもの能力低下評価法 (pediatric evaluation of disability inventory ; PEDI)	幼児・小児の社会生活能力の変化を観察する尺度であり，生後 6 か月〜7 歳 6 か月児の社会生活能力に関してセルフケア，移動，社会的機能を点数化する．
関節リウマチ	
上肢障害評価表 (the disabilities of the arm, shoulder and hand outcome questionnaire ; DASH)	日常生活における上肢全体の能力低下の自己質問紙評価法．関節リウマチ，手外科，頚椎疾患など上肢障害を有する多くの疾患で用いられる．
Lansbury の活動性指数 (Lansbury index)	関節リウマチの活動性について朝のこわばり，疲労，アスピリン量，握力，赤血球沈降速度，関節点数の 6 項目の実測値をランスバリー指数換算表により％に換算する．
循環器疾患，呼吸器疾患	
6 分間歩行距離テスト (six-minutes walk test)	簡便な持久力評価法であり，6 分間の最大歩行距離を測定する．男性は 60 歳台後半で平均約 623 m，70 歳台で約 573 m，女性は 60 歳台後半で約 573 m，70 歳台で約 527 m と報告されている．
修正 Borg 指数	患者自身が呼吸困難を判定する自覚的運動強度評価法である．特徴はポイント 4 がポイント 2 の 2 倍，ポイント 8 はポイント 4 の 2 倍といった強度評価が可能な点にある．また，電話や口頭での調査も可能なので，VAS よりも記録しやすいという利点がある．あてはまる 6〜20 のポイントに 10 をかけると，そのときの心拍数に相当している．そのため，6 分間歩行試験などの運動負荷試験や運動療法における呼吸困難の評価にも有用とされている．
Hugh-Jones 分類 (Hugh-Jones exercise test/grade)	運動時における呼吸困難の指標であり，Ⅰ（同年齢の健常者とほとんど同様），Ⅱ（坂，階段の昇降は健常者並みにはできない），Ⅲ（健常者並みには歩けないが，自分のペースでなら 1.6 km 以上歩ける），Ⅳ（休みながらでなければ 50 m 以上歩けない），Ⅴ（会話，着物の着脱にも息切れを感じ，外出できない）に分類する．
NYHA 心機能分類 (New York Heart Association classification)	心不全患者の自覚症状に基づき，Ⅰ度（日常生活で疲れ，動悸，呼吸困難や狭心症症状は生じない），Ⅱ度（身体活動は軽度に制限されるが，安静は無症状），Ⅲ度（身体活動は高度に制限されるが，安静では無症状），Ⅳ度（安静でも疲れ，少しの身体活動で症状増悪）に分類される．
Fontaine 分類 (Fontaine classification)	閉塞性動脈硬化症 (arteriosclerosis obliterans ; ASO) によって生じる下肢症状をⅠ度：無症状（下肢の冷感，色調変化）から，Ⅳ度：下肢の皮膚潰瘍・壊疽に分類する．
足関節上腕血圧比 (ankle brachial pressure index ; ABI)	足関節部の収縮期血圧 (ankle) と上腕部の収縮期血圧 (brachial) の比で，通常は 0.9〜1.3 となる．
METs (metabolic equivalents)	運動強度の単位で，運動時の酸素需要量が安静時の酸素摂取量の何倍に相当するかを表す．
摂食嚥下障害，栄養管理	
EAT-10 (eating assessment tool-10)	摂食嚥下障害のスクリーニング質問票である．10 項目の質問で構成されており，それぞれが 5 段階（0 点：問題なし〜4 点：ひどく問題）で回答される．合計点が 3 点以上の場合に，異常があるものと判定される．

FOIS (functional oral intake scale)	食事の"摂取の状況"を7段階で評価する. 経管栄養から経口摂取までを一元化したスケールであり, 実際の"食事摂取の状況"に基づいて評価される. 評価に際して, 特に嚥下内視鏡検査 (VE) や嚥下造影検査 (VF) の施行を必要としない.
簡易栄養状態評価表短縮版 (mini nutritional assessment-short form；MNA-SF)	栄養状態の簡易スクリーニングツールである. 食事量減少の程度, 体重減少の程度, 歩行能力, 急性疾患であるか否か, 精神・神経的問題の有無, BMI (もしくはふくらはぎの周囲長) に基づいて評価される. 12点以上であれば低栄養はないものと判定される (満点は14点).
GNRI (geriatric nutritional risk index)	高齢者を対象とした, 栄養状態の評価法. 血清アルブミン値, 現体重, 理想体重 (身長から決定される) の3つの項目のみで算出される値であり, 98点以下の場合に低栄養リスクがあるものと判定される.
CONUT (controlling nutritional status)	血清アルブミン値, 総リンパ球数, 総コレステロール値から算出される栄養状態の評価法. 特に身体計測を行うことなく, 採血結果のみから算出可能である.
反復唾液嚥下テスト (repetitive saliva swallowing test；RSST)	臨床上, 広く用いられている嚥下機能のスクリーニングテスト. 道具や食物を用いないため, 安全にかつ簡便に施行可能である. 実際には, 自分の"つば"を繰り返し飲み込むように指示する (空嚥下を繰り返させる). そして「30秒間で何回飲み込むことができたか」を数える. 30秒以内に正常な嚥下が3回できれば,「正常」と判定する.
MWST (modified water swallowing test, 改訂水飲みテスト)	少量の冷水の嚥下を観察する, 嚥下機能のスクリーニングテスト. 嚥下反射の有無, むせの有無, 呼吸状態などを観察して, 5段階で評価する. 実際には, 冷水3mLを口腔前庭に注いでから, それを嚥下するように指示する.
食物テスト (food test；FT)	ティースプーン1杯程度 (4g) のプリン状の食物の嚥下状態を1〜5の5段階に評価する.
がん	
ECOG performance status	ECOG (Eastern Cooperative Oncology Group) が決めたがん患者のADL評価.
EORTC QLQ-C30 (European Organization for Research and Treatment of Cancer QLQ-C30)	がん患者のQOLの自記式評価で, 総合的QOL, 5つの機能スケール, 9つの症状スケールからなる.
疼痛	
VAS (visual analogue scale)	痛みの強度を, 10cmの直線の左端を痛みなし, 右端を経験可能な最大の痛みとして, 現在の痛みがどのあたりにあるかを患者自身に示させるもの.
NRS (numerical rating scale, 数値的評価スケール)	痛みの強さを0 (痛みなし)〜10 (今まで体験したなかで最も強い痛み) までの11段階で表現させる.
MPQ (McGill pain questionnaire, マクギル疼痛質問票)	痛みの部位, 性質, 時間的変化, 強さを総合的に評価する自記式質問票で, 合計点は0〜78点である.
PDI (pain disability index)	疼痛によるADL低下を家庭での役割, 余暇活動, 社会生活, 就労, 性的活動, 身辺動作, 生命維持の7つの項目で評価する.
ADL, QOL関連	
FIM (functional independence measure, 機能的自立度評価法)	1983年にGrangerらによって開発されたADL評価法. 対象年齢は7歳以上となる. 日常生活上の「できる動作」より, むしろ「している動作」を評価する. 評価項目は, 運動項目13項目 (セルフケア, 排泄コントロール, 移乗, 移動の能力) と認知項目5項目 (コミュニケーション能力と社会的認知の能力) の計18項目で, 各項目を1〜7点の7段階で評価し, 最高点は126点となる.

Barthel index	1965 年に Barthel らによって開発された ADL 評価法．ADL における機能的評価を数値化したもの．全 10 項目（食事，移乗，整容，トイレ，入浴，移動，階段昇降，更衣，排便管理，排尿管理）で構成され，「できる ADL」を各項目の自立度に応じて 15〜0 点で採点し，満点は 100 点で最低点は 0 点となる．FIM に比べて点数が大まかであり，細かい ADL 能力を把握しにくい．
HAQ (Stanford health assessment questionnaire, スタンフォード健康評価質問票)	患者自身による能力低下の評価法で，食事，排泄，歩行など 8 つのカテゴリーの能力低下の程度を 4 段階で示す disability index と pain scale よりなる short HAQ が一般的である．
EuroQol (EQ-5D)	包括的な健康に関連した QOL (health-related quality of life；HRQOL) を測定する尺度として用いられ，5 項目法 (5 dimension；5D) と視覚評価法 (VAS) の 2 部から構成される．医療の経済的評価にも用いられる．
SF-36 (MOS 36-item short-form health survey)	健康関連 QOL 尺度である．疾患の種類に限定されない包括的尺度であり，①身体機能 (physical functioning；PF)，②日常役割機能（身体）(role physical；RP)，③身体の痛み (bodily pain；BP)，④全体的健康感 (general health perceptions；GH)，⑤活力 (vitality；VT)，⑥社会生活機能 (social functioning；SF)，⑦日常役割機能（精神）(role emotional；RE)，⑧心の健康 (mental health；MH) の 8 つの健康概念を測定している．
HUI (the health utilities index)	健康状態と健康に関連する QOL (HRQOL) を質問票により評価する．
WHO/QOL (World Health Organization/ quality of life assessment)	世界保健機関 (WHO) により開発された身体，心理，社会関係，環境の包括的な QOL 尺度で，疫学調査にも用いられる．
CHART (Craig handicap assessment and reporting technique)	生活活動に重点をおいた社会的不利についての客観的評価法．身体的自立，移動，時間の過ごし方，社会的統合，経済的自立の 5 領域からなる．
ミネソタ式多面的人格検査 (Minnesota multiphasic personality inventory；MMPI)	質問票を用いた，年齢や疾患を限定しない性格・人格検査法．
HADS (hospital anxiety and depression scale)	入院や通院の身体症状を有する患者を対象に，身体症状の影響を排除して抑うつや不安などの感情障害を評価する尺度．
Braden スケール (Braden scale)	褥瘡の発生のリスクを予測するために，知覚，湿潤，活動性，可動性，栄養状態，摩擦を評価する．
vitality index	Toba らによって開発された指標で，日常生活での行動を起床・意思疎通・食事・排泄・活動の 5 項目で評価し，高齢者の意欲を客観的に把握する．各項目はそれぞれ 0〜2 点まで配点された 3 つの選択肢からなり，満点は 10 点となる．カットオフ値とされる点数は 7 点である．意欲に応じたリハビリテーション治療を提供する判断材料となる．
Katz index	入浴，更衣，トイレの使用，移動，排尿・排便，食事の 6 つの領域の ADL に関して自立・介助の 2 段階で評価する．自立に関して，A〜G の 7 段階の指標により階層式に把握できる．6 つの機能が自立ならば A であり，6 つの機能すべてが介助レベルの場合は G という判定となる．
Lawton の尺度	高齢者を対象としているが，「電話」・「買い物」・「交通手段」・「服薬管理」・「財産管理」・「家事」・「食事の準備」・「洗濯」からなる 8 項目（男性は前から 5 項目）を各項目について 3〜5 段階で評価する．得点が高いほど生活自立度が高いことを示す．

老研式活動能力指標	高齢者が対象であるが，「バスや電車の利用」，「買い物」，「食事の用意」，「請求書の支払い」，「預金・貯金の出し入れ」，「書類記入」，「新聞を読む」，「本や雑誌を読む」，「健康についての関心」，「友人宅への訪問」，「相談に乗る」，「お見舞いに行く」，「若い人に話しかける」の 13 項目の質問からなる．はい・いいえで答えて点数が高いほど生活自立度が高いことを示す．また，一部拡大 ADL の評価も含まれている．
DASC-21 (dementia assessment sheet for community-based integrated care system-21 items)	導入の A，B 項目と 1〜21 の評価項目からなる地域包括ケアシステムにおける認知症の評価法であり，簡単で短時間に「認知機能」と「生活機能」の障害を評価することができる．暮らしに密着したわかりやすい項目であることから，認知症の疑いがある対象者や家族にも理解しやすく，認知症患者を支援する専門職と家族との共通言語として活用することが可能である．

索 引